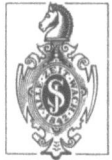

Maßlose Medizin?

Antworten auf Ivan Illich

Herausgegeben von Rainer Flöhl

Mit Beiträgen von H. Baier C. von Ferber
F. Hartmann P. Matussek H. Schaefer
und M. Schär

Mit 5 Abbildungen

Springer-Verlag
Berlin Heidelberg New York 1979

Rainer Flöhl

Buchrainweg 12
6050 Offenbach

ISBN-13: 978-3-540-09403-6   e-ISBN-13: 978-3-642-81350-4
DOI: 10.1007/978-3-642-81350-4

CIP-Kurztitelaufnahme der Deutschen Bibliothek
Maßlose Medizin?: Antworten auf Ivan Illich/[Hrsg.: Rainer Flöhl]. – Berlin,
Heidelberg, New York: Springer, 1979.
NE: Flöhl, Rainer [Hrsg.]
Das Werk ist urheberrechtlich geschützt. Die dadurch begründeten Rechte,
insbesondere die der Übersetzung, des Nachdruckes, der Entnahme von
Abbildungen, der Funksendung, der Wiedergabe auf photomechanischem oder
ähnlichem Wege und der Speicherung in Datenverarbeitungsanlagen bleiben, auch
bei nur auszugsweiser Verwertung, vorbehalten. Bei Vervielfältigungen für
gewerbliche Zwecke ist gemäß § 54 UrhG eine Vergütung an den Verlag zu zahlen,
deren Höhe mit dem Verlag zu vereinbaren ist.

© by Springer-Verlag Berlin Heidelberg 1979
Softcover reprint of the hardcover 1st edition 1979

Druck- und Bindearbeiten: Brühlsche Universitätsdruckerei, Gießen
2120/3140-543210

Inhaltsverzeichnis

Einleitung
Von R. Flöhl 1

Im Dienst des Leviathan – Ivan Illich herrschafts-
soziologisch weitergedacht
Von H. Baier 7
    Auf dem Weg zum totalen Staat: Bürokratisierung
    und Demokratisierung 7
    Der Verrat der Intellektuellen: die Verachtung der
    bürgerlichen Freiheit 11
    Das Beispiel Ivan Illichs: Die Demagogie des
    Populismus 18
    Illichs Kritik des Verkehrs und der Medizin oder die
    Rückkehr zur Natur 24

Medizin als gesellschaftliches Herrschaftssystem:
Sackgasse industrieller Zivilisation oder Stadium im
Prozeß sozialen Wandels
Von C. von Ferber 33
    Illichs These: Das „radikale Monopol" der Ärzte:
    medizinische Enteignung von Pflege und Sterben . 33
    Illichs Trugschluß: Medizinkritik ist noch keine
    alternative Medizin 37
    Erkenntnistheoretische Mißverständnisse 40
    Die Unterschätzung der Reichweite system-
    theoretischer Aussagen 41
    Theorie, Ereignisse, Fakten und soziale Realität . . 44
    Medizinsoziologische Verkennungen 48
    Unbehandelte Krankheit 50

    Verknüpfung von Laiensystem und professioneller
    Medizin bei Schwerpunktsaufgaben der medizinischen Versorgung 52
    Literatur 56

Iatrogenesis – eine neue Epidemie?
Von F. Hartmann 59
    Iatrogenese als Maßstab ärztlicher Selbstkritik ... 59
    Beispiele für Iatrogenese 63
        Notwendige Therapie 63
        Nicht notwendige Risiken 65
        Unwirksame Behandlungen 65
        Falsche Behandlungen 66
        Überflüssige Behandlung 66
        Unbewiesene Wirkungen 66
        Unnötig komplikationsreichere Anwendungsform 67
        Andere Formen von Iatrogenese 67
        Verallgemeinerte Iatrogenesis 69
        Soziale Iatrogenesis 76
        Pharmazeutische Iatrogenesis 81
        Kulturelle Iatrogenesis 84
    Unangebrachter therapeutischer Nihilismus 87
    Abbau der Medikalisierung 89
    Medizinische Nemesis: Wer rächt wen? 92
    Literatur 93

Selbstverwirklichung statt Entfremdung
Die Verantwortung des Kranken für seine Gesundheit
Von P. Matussek 95
    Die Angst 100
    Die Spannung 105
    Literatur 114

Der Wettlauf mit dem Tod – Die Zivilisationskrankheiten relativieren die Erfolge der Medizin
Von H. Schaefer 115
    Arrogante Ignoranz 115
    Medikalisierung 118

Nemesis und Häresie 122
Die Sterblichkeit und die Medikalisierung 123
Nutzen und Schaden 128
Die Universalität der Häresien 130
Der universale Grund der Häresien 133
Reelle Alternativen 134
Pervertiertes Selbstverständnis der Medizin 136
Laisierung und Krankheitsverhütung 137
Literatur 141

Prävention – Treibjagd auf die Krankheit.
Von M. Schär 143
Die Folgen des Erfolges 144
Der Wandel des Krankheitsgeschehens 147
Verschiebung der Akzente 151
Das Kosten-Nutzen-Denken 154
Die Lebenserwartung als Gradmesser des Wohl-
ergehens 156
Die Medikalisierung der Prävention 158
Wer ist für die Gesundheit verantwortlich? 159
Gesundheitserziehung 160
Literatur 161

Autorenverzeichnis

Prof. Dr. Horst Baier
Fachbereich Psychologie und Soziologie
Universität Konstanz
Universitätsstraße 10, 7750 Konstanz

Prof. Dr. Christian von Ferber
Institut für Medizinische Soziologie
Universität Düsseldorf
Moorenstraße 5, 4000 Düsseldorf 1

Prof. Dr. Fritz Hartmann
Medizinische Hochschule Hannover
Department Innere Medizin
Kalr-Wiechert-Allee 9, 3000 Hannover 61

Prof. Dr. Paul Matussek
Forschungsstelle für Psychopathologie und
Psychotherapie der Max-Planck-Gesellschaft
Montsalvatstraße 19, 8000 München 40

Prof. Dr. med. Hans Schaefer
Waldgrenzweg 11b, 6900 Heidelberg-Ziegelhausen

Prof. Dr. Meinrad Ernst Schär
Institut für Sozial- und Präventivmedizin
Universität Zürich
Gloriastraße 32, 8006 Zürich

Einleitung

Ist die Medizin tatsächlich so maßlos, wie es der brillante und unerbittliche Kulturkritiker Ivan Illich immer wieder verkündet? Die Medizin befindet sich zweifellos in einer Krise, aber sie ist offensichtlich längst nicht so moribund, daß sie von den wütenden Attacken Illichs hinweggefegt werden könnte. Dennoch ist es Illich gelungen, das von vielen dumpf empfundene Unbehagen an der Medizin, ja der Zivilisation schlechthin, in einen von der breiten Öffentlichkeit willig aufgenommenen Mythos von der Entmündigung des Menschen und der Enteignung der Gesundheit umzumünzen. Der Nemesis, der gerechten Strafe für die industrielle Hybris, die in der Umwandlung der Welt in eine inhumane Krankenstation bestehen werde, könne die Menschheit nur durch die Rückkehr zur Selbstbestimmung und zur Autonomie des Individuums entrinnen.

Die These Illichs, die Medizin habe sich zu einer ernsten Gefahr für die Gesundheit entwickelt, hat nicht nur bedingungslose Zustimmung gefunden. Sie ist auch auf erheblichen Widerspruch gestoßen. Eine konsequente Auseinandersetzung mit Illichs Werk „Die Nemesis der Medizin" hat im deutschen Sprachraum bislang aber nicht stattgefunden. Dies mag daran liegen, daß die Diskussion nicht nur auf medizinischer Ebene geführt werden kann. Illichs Kritik an der Medizin setzt an der Industriegesellschaft und ihrer Bürokratie an, die den Menschen ihren Bedürfnissen entsprechend beliebig manipulierten.

Von dieser Vielschichtigkeit ausgehend wird in diesem Band versucht, Illich aus philosophischer, soziologischer, sozial-medizinischer und ärztlicher Sicht zu antworten. Es geht dabei nicht darum, seine Thesen zu widerlegen, sondern seine Ziele zu analysieren und seinen Utopien brauchbare Alternativen gegenüberzustellen. Während sich Illich den Tatsachen verschließt, die nicht in sein Konzept passen und deshalb auch auf schlüssige Argumente verzichtet, orientiert sich diese

Replik an der Wirklichkeit. Der Mangel an Realität macht Illich gegen Kritik immun und enthebt ihn auch unangenehmer Korrekturen, die seinen Mythos schnell zusammenstürzen ließen. Er verhindert dadurch letztlich einen fruchtbaren Dialog. Damit Illichs Provokationen uns voranbringen, müssen zunächst die Positionen deutlich gemacht werden.

Obwohl Illich vorgibt, sich gegen den omnipotenten Staat zu wenden, den Aufpasser der bürgerlichen Ordnung und den Antreiber des wirtschaftlichen Wachstums, begünstigen seine Angriffe auf Wissenschaft und Wirtschaft als Garanten der bürgerlichen Freiheit gerade den Machtzuwachs des Staates. Mit der Abschaffung der Medizin, die hier nur stellvertretend für Wissenschaft und Wirtschaft steht, und der damit verbundenen Überwindung des Liberalismus strebt Illich, wie H. Baier feststellt, den durchrationalisierten und völlig demokratischen – und damit den totalen Staat an.

Dieses Verhalten ist für den Verrat der Intellektuellen charakteristisch, die die bürgerliche Freiheit bekämpfen. Sie verkünden alle, sei es Illich oder der ökologische Stalinist Harich, Weltanschauungen mit heilsähnlichem Totalitätsanspruch. Ob rechts oder links, progressiv oder konservativ, jene Kräfte sind stets vereint gegen die bürgerliche Welt von Bildung und Arbeit. Sie nutzen die schwelenden Existenz- und Sicherheitsängste der Bevölkerung für die Auslösung einer Massenhysterie aus. Illich reißt beispielsweise, wie Baier darlegt, „die kritischen Stellen der modernen Zivilisation zu solch schauerlichen Löchern auf, daß die Zeitgenossen meinen, in die Hölle eines selbstverschuldeten Weltuntergangs zu blicken".

Die Befreiung kann dann nur noch aus der Selbstverwirklichung der Massen kommen, die die verhaßte Fremdherrschaft abschütteln. Illichs Offensive gegen Kirche und Schule, gegen Verkehr und Medizin mündet deshalb zwangsläufig in eine Volksbewegung zur Selbsthilfe, die die wahren Bedürfnisse autonom befriedigt. Dadurch werden aber letztlich die bürgerlichen Institutionen zerstört und die Massen dem Leviathan, dem allmächtigen Staat, ausgeliefert.

Angesichts dieses Hintergrundes überrascht es kaum noch, daß Illichs Thesen der wissenschaftlichen Analyse nicht standhalten. C. von Ferber bezeichnet Illichs Lehre von der Vorherrschaft der Ärzte und ihrem radikalen Monopol als eine soziale Utopie. Erkenntnistheoretisch betrachtet erliegt Illich Mißverständnissen. Er verkennt die sozialen Realitäten – unter anderem übersieht er sogar die Auflösungs- und Zersetzungserscheinungen des Medizinbetriebes – und verletzt damit die einfachsten sozialwissenschaftlichen Grundsätze. Illich entwirft ein trügerisches Bild von der Gesellschaft. So dürfte es, wenn Illichs These zuträfe, daß die Medizin längst den Bedarf an Leistungen überschritten habe und bereits Scheinbedürfnisse befriedige, keine unbehandelten Krankheiten mehr geben.

Genausowenig würde dem Kranken durch die von Illich geforderte Abschaffung der Medizin geholfen. Mit der Forderung nach Selbstbehandlung setzt sich Illich über die Erwartungen und Bedürfnisse der Gesellschaft hinweg, die auf arbeitsteilige Beziehungen vertraut. Deshalb kann – so C. von Ferber – nur die Verknüpfung von Laisierung und professioneller Medizin das von Illich propagierte gesunde Leben bringen. Insgesamt bestätigt Illich die Erfahrung, daß die Ignorierung sozialwissenschaftlicher Erkenntnisse zu praktisch irrationalen, ja inhumanen Konsequenzen führt.

Wenn Illich die Ärzte für die von der Medizin hervorgerufenen Leiden, die angeblich epidemieartig um sich greifende Iatrogenesis, verantwortlich macht, verkennt er, wie R. Hartmann darlegt, die historische Entwicklung. Die Iatrogenesis ist einmal so alt wie die Medizin. Sie kann auf falschem Handeln, aber auch auf Unterlassung beruhen. Zum anderen muß sie im gesellschaftlichen Zusammenhang beurteilt werden. Die Medizin ist nach der französischen Revolution Teil des staatlich geordneten öffentlichen Lebens geworden. Durch die naturwissenschaftliche Medizin wird die Macht der Ärzte und ihre Zuständigkeit erweitert. Mit der Sozialgesetzgebung fallen ihr noch größere Aufgaben zu.

Das außerordentliche Selbstwertgefühl der Ärzte und ihr Ansehen in der Gesellschaft beruhen deshalb letztlich auf einer von der Öffentlichkeit verliehenen Autorität. Sicherlich haben die Ärzte ihre Stellung auch mißbraucht und die Medizin zum Hort der Wahrheit hochstilisiert. Sie haben die Macht aber nicht, wie Illich vorgibt, an sich gerissen. Die Iatrogenesis ist für Hartmann deshalb zunächst ein Phänomen der Sozialgeschichte und erst dann der Medizinhistorie. Der Wunsch, möglichst lange zu leben, ist ein Urtraum der Menschen. Die Medizin hat sich hingegen erst vergleichsweise spät mit der Bekämpfung des Todes befaßt.

An der kulturellen Iatrogenesis, der Entmündigung des Menschen und der Enteignung der Gesundheit, ist die Medizin kaum aktiv beteiligt. Zu oft mißbrauchen die Menschen die Medizin, um sich zu entlasten oder vor dem Leid zu fliehen. „Krank" und „gesund" sind heute stark gesellschaftlich bestimmte Kategorien. Doch gleichzeitig sollte sich die Medizin fragen, ob sie sich künftig nicht stärker am Wohlbefinden des einzelnen Kranken – am Behandlungsergebnis – orientieren muß. Angesichts der vielfältigen Iatrogenesis, die ein immer stärkeres Abwägen von Nutzen und Schaden erfordert, ist wieder mehr auf das Wohl des Individuums und weniger auf die Vorteile der Allgemeinheit zu achten.

Statt der von Illich geforderten Abschaffung des Medizinbetriebes plädiert P. Matussek für eine Erneuerung und Kursänderung der Medizin. Zu einer solchen Erneuerung gehört auch die Stärkung der Selbstverantwortung im Gesundheitsbetrieb. Derzeit trägt die Medizin aber eher zur Selbstentfremdung bei, da sie dem Kranken die Verantwortung für seine Gesundheit abnimmt und damit weitere Erkrankungen fördert. Statt die ständig zunehmende Angst mit Tabletten zuzudecken, sollten deren Ursachen, die auch in den allgemeinen Lebensbedingungen liegen, ermittelt werden.

Bei vielen der gegenwärtigen Ängste handelt es sich, wie Matussek aus seiner Erfahrung berichtet, um Störungen des Selbstwertgefühls. Da mit der Angst eine Spannung verbunden ist, kann der Arzt durch eine Entspannung zur Bewältigung der Angst beitragen. Dies ist aber nur durch eine Partnerschaft zwischen Arzt und Patient zu erreichen. Vom Arzt erfordert dies eine dem Patienten entgegenkommende Haltung, vom Patienten die Bereitschaft, alles für die Gesundheit Notwendige zu tun.

Seine These von der Kontraproduktivität des Medizinbetriebes versucht Illich mit einer angeblichen Übermedikalisierung, mit einem Zuviel an medizinischer Versorgung, zu begründen. Die Kostenexplosion im Gesundheitswesen scheint diese Argumentation zu stützen, doch ist damit noch nichts über den Nutzen der Medizin gesagt. Dieser läßt sich anzweifeln, wenn man – wie Illich – lediglich die statistische Lebenserwartung der Bevölkerung als Maß der Gesundheit heranzieht. Die Lebenserwartung sinkt seit einigen Jahren in vielen Industrienationen tatsächlich ab. Wie H. Schaefer feststellt, hängt dies aber nicht mit dem Versagen der Medizin zusammen, sondern mit einer Zunahme der lebensverkürzenden Zivilisationskrankheiten.

Die These von der Wirkungslosigkeit der Medizin ist also falsch. Es handelt sich um eine der für Illich charakteristischen, von Schaefer treffend entlarvten Häresien. Dies bedeutet jedoch nicht, daß die Medizin nicht reformbedürftig wäre. Die Lebenserwartung ließe sich zweifellos durch eine verantwortungsbewußtere Lebensführung verbessern. Die Laienmedizin findet darin sogar eine wissenschaftliche Begründung. All dies hat jedoch nichts mit der Zerstörung der Medizin zu tun.

Angesichts der von den Zivilisationskrankheiten ausgehenden Bedrohung ist es unverständlich, daß Illich die Präventivmedizin als Treibjagd auf die Krankheit anprangert und verurteilt. Die Einbeziehung der Früherkennung von Krankheiten und der Gesundheitsvorsorge in die Medizin ist eine „Folge des Erfolgs", wie M. Schär feststellt. Obwohl sich die diagnostischen und therapeutischen Möglichkeiten vielfach drastisch verbessert haben, sind die Behandlungsmöglichkeiten gerade bei den schleichend beginnenden Leiden noch immer schlecht. Lediglich im Frühstadium bestehen therapeutische Chancen.

Der Arzt, der diesen Krankheiten „entgegengeht", funktioniert deshalb nicht gesunde Menschen in Kranke um, sondern vergrößert die Erfolgsaussichten der Behandlung. Daran ändert auch die Tatsache nichts, daß die Früherkennung bei Krebs nur bei einigen wenigen Formen der Erkrankung erfolgreich ist. Auch der Vorwurf der Vermarktung der Prävention ist ungerechtfertigt, denn auf sie entfallen nur zwei Prozent der gesamten Aufwendungen für die ambulante und stationäre Behandlung. Wenn wir die Mängel der Gesundheitserziehung betrachten, wird deutlich, daß wir von der Medikalisierung der Prävention noch weit entfernt sind.

Diese Antworten auf Illich fordern die Gesellschaft heraus. Ob sich die Medizin maßlos verhält, hängt allein von der Öffentlichkeit und den zeitgeschichtlichen Strömungen ab. Die medizinische Praxis wird entscheidend vom jeweils herrschenden Gesundheitsbegriff geprägt. Erst wenn wir akzeptieren, daß Gesundheit nicht die Abwesenheit von Störungen bedeutet, sondern die Kraft, mit ihnen zu leben, werden wir auch wieder eine maßvolle Medizin haben.

R. F.

Im Dienst des Leviathan – Ivan Illich herrschaftssoziologisch weitergedacht

H. Baier

> Wenn du deine Hand an ihn legst, so gedenke, daß es ein Streit ist, den du nicht ausführen wirst.
>
> (Hiob 40,32)

Auf dem Weg zum totalen Staat: Bürokratisierung und Demokratisierung

Ivan Illich hat die Fanfare zum Sturm auf die letzten Nester des Widerstands gegen die absolute Macht des Staates geblasen. Seine Appelle befeuern eine Bewegung in den Bevölkerungen der Industriegesellschaften des Westens, die sich unter den Triebkräften des ungezwungenen Lebensgenusses gegen den Zwang zu Leistung und gegen den Verzicht auf Glück mehr und mehr ausbreitet. Insofern richten sich seine Attacken auch gegen den bisherigen Staat als Aufpasser der bürgerlichen Ordnung und Antreiber des wirtschaftlichen Wachstums. Ziel seines Angriffs sind jedoch die Mächte, die zwischen dem Staat und seinen Bürgern stehen und bis heute ihre Gesetze des Fortschritts aufprägen: die Wissenschaft und die Wirtschaft.

Die Wissenschaft vertritt als Einrichtung und als Beruf die Askese der Erkenntnis, die Wirtschaft in der Mechanik des Marktes, aber geradeso mit den Mitteln der Zentralverwaltung die Disziplin der organisierten Arbeit. Beide haben in der Moderne den Staat und seine Bürger unter die Räson der Vernunft gebracht. Wer sich gegen sie erhebt, befreit das ‚Volk‘ vom Geist der Aufklärung und von der Maschine des Fortschritts. Aber er befreit auch den Staat von den letzten Fesseln, die ihn bisher an ein Drittes binden, jenseits von seinen Untertanen: an die Barriere des überlieferten Rechts – auch zu Lasten eigenen Machtgewinns. Und er befreit die Bürger von eingeübter Solidarität, die sie diesseits des Staats an die Regeln gemeinschaftlichen Lebens hält: an die naturwüchsige Verpflichtung von Mitmenschlichkeit – auch auf Kosten des eigenen Lustvorteils.

Es scheint, daß die Verselbständigung des Staates als eine Macht für und durch sich und die Loslösung der Menschen aus den natürlichen Sitten der Gemeinschaft eine neue Radikalisierung erfahren.[1] In dieser Doppelbewegung schließt sich der totale Staat mit den emanzipierten Massen zu einer absoluten Welt zusammen, indem er alle Transzendenz aus Recht und Tradition in seine pure Selbstmacht aufsaugt. Der Staat von heute löst nicht nur das Versprechen der Monarchen von ehedem ein, den Bürgern für ihre Loyalität polizeiliche Sicherheit und wirtschaftliche Wohlfahrt zu verschaffen; er bietet nicht mehr allein soziale Sicherheit und Subvention im Krisenfall des Alters, der Krankheit, der Invalidität oder der sozialen Not, wie es ihm die industriellen Massenbewegungen des 19. und 20. Jahrhunderts abgetrotzt haben. Der Sozialstaat unserer Tage greift noch weiter hinaus. Er setzt und verfügt die Bedingungen selbst der kollektiven wie der individuellen Existenz seiner Sozialbürger. Die Altersrentner, die Krankenversicherten, die Berufsinvaliden und überhaupt alle als potentielle Sozialfälle sind abhängig geworden von Sozialbudget und Sozialgesetzen, von Sozialverwaltung und Sozialberufen. Sie leben nicht mehr aus eigenem Recht und auf eigenem Besitz.[2] Die Maschine der universalen Daseinsvorsorge liefe freilich nicht auf so hohen Touren, wenn sie nicht angetrieben würde durch die Transmissionen von Lust und Leistung der vielen einzelnen Existenzen, deren dichtes Lebensnetz erst die Maschinerie des totalen Staates trägt und in Gang hält.[3] Es ist der Leviathan, aber nicht in der

---

1 Talmon, J. L.: (Die Ursprünge der totalitären Demokratie, Köln, Opladen 1961) beschreibt großartig die ideen- und sozialgeschichtliche Herkunft dieses ‚totalitären Typs der Demokratie, des Zwillings der liberalen Demokratie, aus der französischen Aufklärung und Revolution von 1789 bis 1814/15
2 In historischer und sozialpolitischer Analyse genauer in Baier, H.: Herrschaft im Sozialstaat. Kölner Zeitschrift für Soziologie und Sozialpsychologie, Sonderheft 19: Soziologie und Sozialpolitik, 128–142 (1977)
3 Jünger, E.: (Der Weltstaat. Organismus und Organisation. Stuttgart 1960) hat diese universale Signatur der Epoche knapp und präzise beschrieben: „Nicht die Gesellschaft gibt sich im Staat ihre Form, sondern der Staat bestimmt die

Vision des Hiob, sondern als künstliches Ungeheuer aus Menschenhand.[4]

Die dialektische Doppelbewegung des Staates und der Emanzipation zerdrückt alle sozialen Gebilde der Mitte.[5] Familie und Nachbarschaft als Milieu des Privaten, also des staatsfreien Alltags; Kirche und Schule als Mittler des Geistlichen und Geistigen jenseits politischer Funktionen; alt- und neueuropäische Berufe und Gewerbe als Medien autonomer Berufserziehung und Berufsausübung; – alle diese Institutionen zwischen oder über dem Staat und den einzelnen werden im Malstrom der Moderne zerrieben oder zerschlagen. Es hatte seine Logik, wenn beim ersten revolutionären Aufbruch der Demokratie in der französischen Nationalversammlung 1791 die berüchtigte Loi Le Chapelier alle Korporationen des Standes, des Berufes und der Gewerbe mit drakonischen Strafen verboten worden sind.[6] Zwar haben sich in den späteren Feldzügen dieser Vernichtungsstrategie gegen die gesellschaftlichen Gruppierungen der Mitte Tempo und Ausmaß verringert, vor allem Kirche und Kultur haben ihre Widerstandslinien befestigt und bis heute erstaunlich halten können. Aber es gilt doch, sieht man nur auf den vielbesprochenen Funktionsverlust der Familie oder auf die Verstaatlichung der Schule, daß sich in der Epik der sozialen Evolutionen nur das ausbreitet, was sich in den bürgerlichen und proletarischen Revolutionen der letzten 200 Jahre so dramatisch angekündigt hat.

Allein zwei Mächte der Mitte haben nicht nur dem Druck der öffentlichen Gewalten des Staates und der Massen standgehalten, sondern haben sie sogar für eine Frist unter ihre Räson gebracht, nämlich auf dem Umweg über die angebotene Chance von persönlich erwerbbarer Bildung und privatem Besitz. Ich meine Wissenschaft und Wirtschaft. Sie waren und sind bis heute die ersten Garanten bürgerlicher Freiheit. Von ihrem extraterritorialen Boden kann man noch jetzt die wirklichen

---

Form der Gesellschaft bis in ihre Zelle, in die Familie, hinab ... (Das) wird an jener Seite des Staates besonders deutlich, auf der er als Versicherungs-, Wohlfahrts- und Fürsorgestaat erscheint" (S. 19 f.)

4 Vgl. die Auslegung von Hobbes, T. in: Leviathan. Fetscher, I. (Hrsg.) Neuwied, Berlin 1966, etwa S. 244 u. 273 f.

5 Zur soziologischen Analyse der „soziologischen Gebilde der Mitte" hat schon Georg Simmel das Nötige gesagt (vgl. Soziologie. Untersuchung über die Formen der Vergesellschaftung. Berlin 1908, bes. Kapitel VI und X)

6 Heute gut greifbar in Grab, W.: (Hrsg.): Die französische Revolution. Eine Dokumentation. München 1973, S. 49–51

Machthaber kritisieren und sanktionieren. Aber es scheint, daß diese Zwischenphase des bürgerlichen Liberalismus an ihr Ende kommt. Heute zeigt sich, daß die freigesetzte Kreativität und Produktivität von Wissenschaft und Wirtschaft in der längeren Linie der sozialen Evolution nur Mittel zum Zweck des totalen Staates waren. Wissen durch Wahrheitssuche und Wohlstand durch Wettbewerb haben am Ende nicht die Souveränität der Individuen durch Bildung und Besitz gestützt, sondern als Umwegeffekt die bürokratische Herrschaft der politischen Eliten rationalisiert und die soziale Unterwerfung der Klientele im System der sozialen Sicherheit realisiert.[7] Die aus der Geschichte gegenwärtig herausbrechende Paradoxie ist, daß gerade die Leistungen der bürgerlichen Gelehrten und Industriellen, deretwillen sie lange Prestige und Autonomie genossen haben, das ‚stählerne Gehäuse' (Max Weber[8]) des ‚technischen Staates' (Helmut Schelsky[9]) geschaffen haben.

Heute durchwächst der Etatismus, wie ich die Evolution der Staatsmacht nenne, und ein diffuser globaler Populismus, womit ich die historischen und rezenten Sozialbewegungen etwa des Bonapartismus, Sozialismus, Faschismus oder der punktuellen Protestbewegungen auf den Begriff bringe,[10] diese bürgerlichen Institutionen der Mitte und der Vermittlung von Staat und Bevölkerung. Sichtbar ist für uns, wie erstens die Wissenschaft unter den Doppeldruck von staatlicher Lenkung und Pressionen der öffentlichen Meinung gerät. Zwar behauptet man gern, daß die Bürokratisierung und Demokratisierung z. B. der Universitäten konträre, sich gegenseitig bremsende Abläufe sind. Faktisch aber unterwerfen beide in dialektischen Gegenzügen die Wissenschaft den öffent-

---

7 Für Sozial- und Gesundheitspolitik detailliert in meinem Buch: Medizin im Sozialstaat. Stuttgart 1978
8 Vgl. Weber, M.: Zur Lage der bürgerlichen Demokratie in Rußland (1906), Parlament und Regierung im neugeordneten Deutschland (1918). In: Gesammelte politische Schriften, 2. Aufl. Tübingen 1958, bes. S. 60 u. 318 ff.
9 Vgl. Schelsky, H.: Der Mensch in der wissenschaftlichen Zivilisation. Köln, Opladen 1961
10 Ich lasse die charismatischen, kaderorganisierten, religiösen oder tribalistischen Massenbewegungen der Dritten Welt beiseite, da die liberale Gegenstruktur der Mittelklassen fehlt. Immerhin zeigen Militär-, Partei-, Intellektuellen- oder Priesterregimes mit Massenakklamation, wie global – neben der mitlaufenden Bürokratisierung – populistische Phänomene sind. Dazu für Indien mit weiteren Literaturangaben über den ‚global populism' Kantowsky, D.: Sarvodaya. The other development, Konstanz 1978

lichen Gewalten. Die gleiche Zangenbewegung finden wir zweitens beim industriellen Management. Von hier ist die Wirtschaft Objekt zentraler Planung und Lenkung, von dort gerät sie unter syndikalisierten Interessendruck der ‚Werktätigen', die auf Sicherheit und Annehmlichkeit des Arbeitsplatzes drängen. Und in der Tat ist die Mitbestimmung in den Industriebetrieben z. B. mit etatistischen und populistischen Argumenten durchgefochten worden, mit dem Effekt freilich, daß am Ende weder die Partizipation der Arbeitnehmer noch der klassische Staatsapparat die Nutznießer der Entmachtung der Unternehmer sind. Dafür treten Funktionärskader eines Systems der ‚sozialen und technischen Realisationen' ein, um einen Begriff Ernst Forsthoffs[11] aufzunehmen, was nur eine Beschreibungsvariante des neuen ‚Volksstaats' ist, den ich eben als durchrationalisierten und durchdemokratisierten ‚totalen Staat' bezeichnet habe.

Wenn also in den Institutionen der Wissenschaft Forschung und Lehre unter die Programmroutine der Wissenschaftsverwaltung und unter die Sozialbindung der öffentlichen Meinung geraten sind, dann wissen wir, daß ein Prinzip der bürgerlichen Freiheit, nämlich Autonomie durch Bildung zerstört ist. Wenn in den Gewerbe- und Industriebetrieben das staatliche Konjunkturkalkül und die soziale Sicherheit der Beschäftigten die ersten Maximen geworden sind, dann ist die typisch liberale Chance für persönlichen Besitz durch Risikoeinsatz auf dem Markt der Güter und Dienstleistungen im Kern vernichtet. Wissenschaft und Wirtschaft sind als Mächte der Mitte von innen heraus unterminiert, sie sind blanke Funktionen der Politik. Dem Leviathan, diesem künstlichen Ungeheuer, sind neue Organe zugewachsen.

Der Verrat der Intellektuellen: die Verachtung der bürgerlichen Freiheit

Die Doppelbewegung der politischen Prozesse, die die Institutionen der bürgerlichen Freiheit in die Zange nehmen, wiederholt sich in der doppelten Kritik zweier Parteien von Intellektuellen. Hier haben wir die in

---

11 Vgl. Forsthoff, E.: Der Staat der Industriegesellschaft. Dargestellt am Beispiel der Bundesrepublik Deutschland, 2. Aufl. München 1971

den Medien wenig populären, dafür bei den Machthabern geschätzten Propagandisten des autoritären Staates, ja der Diktatur von politischen Kadern; dort die Interpreten des Volkswillens, die selbsternannten Apostel der Emanzipation. Nennen wir diese beiden Fraktionen der „Partisanen des Weltgeistes" (Carl Schmitt[12]) die Partei der Ordnung und die Partei des Volkes.

Dabei kommt es mir nicht in den Sinn, die Scheidelinie zwischen diesen Intellektuellenparteien nach den Formeln ‚konservativ' oder ‚progressiv' zu ziehen. Die Option für die Autorität oder für die Emanzipation ist abhängig von der Option für die jeweilige politische Herrschaftselite, die an der Macht erhalten, oder für die sozialen Unterklassen, deren Führungseliten unter dem Druck des Volkes an die Macht gebracht werden sollen. Es gibt Sozialisten und Kommunisten, die konservativ werden, nachdem die revolutionäre Arbeiterbewegung ihre Herrschaftspfründen erobert hat. Und es gibt Traditionalisten und Legitimisten, die revolutionäre Mittel propagieren, weil die politische Klasse, in deren Interessensold sie stehen, aus der Herrschaft geworfen worden ist. Die Form der Intellektuellenkritik ist eine Funktion der politischen Macht, die die optierten Eliten besitzen oder nicht besitzen.[13]

Gerade so unsinnig wäre es, den Inhalt der Intellektuellenkritik aus einem Kanon der Weltanschauungen abzuleiten. Ob Intellektuelle auf ein sozialökonomisches oder biologisches oder theologisches Prinzip setzen, erklärt sich nicht aus der Ideenwelt eines wahren oder falschen Bewußtseins, sondern aus dem strategischen oder manchmal nur taktischen Zweck, wie Herrschaftsinteressen funktionell für die Eliten oder populär für die Massen gerechtfertigt oder verworfen werden können. Die heute noch bei den Marxisten oder ehemals bei den Nationalsozialisten so umständlich beschriebenen Ableitungen aus den Dogmatiken des wissenschaftlichen Sozialismus oder einer sozialdarwinistischen Rassenlehre sind im Licht einer entzaubernden Vernunft nichts anderes als Mythisierungen des brutalen Kalküls der Macht. Der Inhalt solcher

---

12 Der Ausdruck findet sich bei Carl Schmitt (Donoso Cortés in gesamteuropäischer Interpretation. Köln 1950, S. 100)
13 Ich verwerfe also die Unterscheidung der Intellektuellenkritik nach konstanten Denkfiguren, wie sie Karl Mannheim für den Konservatismus und Sozialismus behauptet hat (Das konservative Denken [1927]. In: Wissenssoziologie. Wolff, K. H. [Hrsg.], S. 408–508. Berlin, Neuwied 1964). Näher ist mir die funktionelle Interpretation Max Schelers (Die Wissensformen und die Gesellschaft [1925], 2. Aufl. Bern, München 1960, bes. S. 158 ff.)

Ideenpolitik[14] ist eine Funktion der jeweiligen Legitimation von Herrschaftssicherung oder Herrschaftsanspruch.

Die Intellektuellenfraktionen der Ordnung und der Emanzipation binden sich zwar antagonistisch an die Extreme im Pendelschlag der Geschichte von Staatsvergottung zum anarchischen Exzeß und rückwärts; insofern arbeiten sie mit verschiedenen formalen und materialen Mitteln der Kritik. Sie sind aber identisch mit Blick auf den Zweck: die Errichtung des totalen, mit den Massen versöhnten Staates, der freilich unter vielen Namen auftritt, der klassenlosen Gesellschaft etwa oder des rassisch gereinigten Volkes. Die Identität des Zieles jedoch, unter dem die Intellektuellenparteien ihr Geschäft betreiben, läßt aber demonstrieren, warum und wann unter den wechselnden Machtlagen so erstaunliche Rochaden von Personal und Themen gezogen werden. Rechte Intellektuelle von links und „Linke Leute von rechts"[15] sind ein bekanntes Phänomen der Zeitgeschichte, ein Signum des Orientierungszwangs des nihilistischen Geistes an den Fronten des Weltbürgerkriegs,[16] der die Transzendenzen von Recht und Wahrheit schon längst vernichtet hat.[17] Dieses Changement zwischen den sozialen Klassen im Gefälle der Macht hat Julien Benda schon in der Zwischenkriegszeit gegeißelt als „Verrat der Intellektuellen".[18]

Erkennt man also die Leerformeln[19] der Kritik als Sozialformeln

---

14 Ein von Hermann Lübbe eingeführter Begriff, der gut die ideellen Produktionen von Intellektuellen mit politischer Absicht kennzeichnet (vgl. Politische Philosophie in Deutschland. Basel, Stuttgart 1963)

15 Vgl. die detaillierten Analysen für Westdeutschland von Hans Mathias Kepplinger (Rechte Leute von lins. Gewaltkult und Innerlichkeit. Olten, Freiburg i. Br. 1970); für die Weimarer Republik von Otto Ernst Schüddekopf (Linke Leute von rechts. Nationalbolschewismus in Deutschland von 1918 bis 1933, Stuttgart 1960)

16 Zu diesem Begriff Schmitt, C.: Theorie des Partisanen. Berlin 1963, bes. S. 71 ff.

17 Zur historischen Phänomenologie des offenen oder verdeckten Intellektuellennihilismus vgl. Koselleck, R.: Kritik und Krise. Ein Beitrag zur Pathogenese der bürgerlichen Welt. Freiburg, München 1959 u. 1973², sowie Mohler, A.: Die Konservative Revolution in Deutschland 1918–1932, 2. Aufl. Darmstadt 1972. Für die Intelligenzija der Bundesrepublik und DDR fehlen Analysen.

18 Benda, J.: La trahison des clercs. Paris 1927 u. 1946; jetzt deutsch: Der Verrat der Intellektuellen. München u. Wien 1978

19 Ein analytischer Begriff der Ideologienanalyse, eingeführt von Ernst Topitsch (Begriff und Funktion der Ideologie. In: Sozialphilosophie zwischen Ideologie und Wissenschaft. Neuwied, Berlin 1961)

der Agitation für oder gegen den etablierten Staat, für oder gegen die aufsteigenden Massen, dann erfaßt man auch den eigentlichen Gegner zwischen den Extremen. Es sind der bürgerliche Alltag der Arbeit und die bürgerliche Verfassung der Freiheit. Individuell angeeignete Bildung und individuell belohnte Leistung durch persönlichen Besitz an Gütern und Fertigkeiten geraten in das Feuer einer revolvierenden Vernichtungskritik, die das Besondere und Einzelne unter dem Gleichheitszwang des bürokratischen Staates oder dem Solidaritätsdruck politisierter Massen liquidieren möchte. Die Denkformeln solcher etatistischer oder populistischer Kampagnen sind durch gründliche Forschung der Intellektuellen- und Wissenssoziologie bekannt genug, ihre kognitiven und emotiven Operationen in den Analysen des ideologischen und utopischen Bewußtseins aufgedeckt. Die Konstruktion von Weltanschauungen mit heilsähnlichem Totalitätsanspruch; die Produktion von Lebenssinn als Ersatzgesinnung für verlorene Glaubensgewißheit in Religion und Tradition; die Entmündigung der Bürger durch Sprachvorherrschaft in den Medien; die katastrophische Dramatisierung der Gegenwart durch ‚geborgtes Elend' aus der Dritten Welt oder von Randgruppen der eigenen; der militante Dualismus, der erbarmungslos den Wert oder Unwert von Menschen, Klassen, Völkern vorschreibt; die literarische oder heute auch filmische Projektion von Glück in utopischen Zuständen, die jedermann von eigenem Kopf und eigener Hände Arbeit ‚erlöst' haben werden; alle diese Attitüden eines agitatorischen, herrschaftssüchtigen Geistes sind erst jüngstens von Helmut Schelsky einer radikalen Analyse unterworfen worden.[20] Es ist nicht nötig, daß wir sie hier repetieren.

Für unsere Zwecke genügt es, wenn ich eine heute brisante Denkformel etwas genauer auseinanderlege, weil sie erstens typisch ist für die gegenwärtige Aggression gegen die bürgerliche Welt und zweitens anschaulich demonstrieren läßt, wie austauschbar die Argumente der Ordnungs- und Emanzipationspartei sind, ja wie verwechselbar die Intellektuellen selbst sind. Dafür wähle ich je einen Vertreter der etatistischen und der populistischen Agitation, die im deutschen Sprachraum wirksam und zudem Resonanzen der sowjetischen und nordamerikanischen Imperien sind. Beide sind gemaßregelte, wenn nicht exkommuni-

---

20 Schelsky, H.: Die Arbeit tun die anderen. Klassenkampf und Priesterherrschaft der Intellektuellen. Opladen 1975

zierte Priester von Weltkirchen, die durch geistige und soziale Herkunft geschieden, vereint sind aber im Haß gegen die bürgerliche Welt von Bildung und Arbeit. Beide sind vom beschriebenen Typ der changierenden Intelligenzija, deren Positionen und Argumentationen wechseln und ineinander übergehen auf den Kampffeldern des Staates oder der Massen. Der Leviathan hat ein Doppelgesicht, man muß seinen beiden Mündern zuhören, um zu begreifen, warum wir Bürger so in die Enge getrieben werden.

Damit habe ich schon die Namen von Wolfgang Harich, dem Anhänger einer kommunistischen Wohlfahrtsdiktatur, und Ivan Illich, dem Propagandisten einer Volksbewegung für Selbsthilfe, genannt. Der erste setzt auf Verknappung und Rationierung der individuellen Lebens- und Bildungsgüter angesichts einer Überflußgesellschaft ohne ökonomische Selbststeuerung und empfiehlt dafür die Diktatur des Proletariats, die die Askese der Bedürfnisse mit physischer Gewalt erzwingen wird. Der zweite fordert eine Expansion der ‚wahren' Bedürfnisse, um durch Dramatisierung der Krise des Industrialismus kollektive Reaktionen der ‚Selbstbegrenzung' des Konsums zu provozieren. Harichs und Illichs Programme sind auf den ersten Blick tatsächlich konträr, im Ergebnis würden sie das gleiche bewirken: eine unerhörte soziale Kontrolle aller gegen alle zu Lasten der persönlichen Entscheidungs- und Bewegungsfreiheit und mit Zerstörung der gewachsenen bürgerlichen Institutionen. Ob auf dem Wege einer Diktatur des Proletariats oder eines despotischen Solidaritätszwangs, die Folge wäre in beiden Fällen die Versorgungs- und Verteilungsherrschaft selbstermächtigter Eliten bei voller Abhängigkeit der Klientele. Das ist mein Begriff des totalen Staates.[21]

Wolfgang Harich ist ein Produkt des deutschen totalitären Geistes, wie er im Bann des Deutschen Idealismus, Nietzsches und Marxens, also mit rechten und linken Varianten unzählige Intellektuelle des späten 19. und 20. Jahrhunderts geprägt hat. Seine fanatische Identifikation mit der Staatspartei der DDR, obwohl diese ihn wegen subversiver Rechtsabweichung 1956 für zehn Jahre ins Zuchthaus warf, läßt sich

---

21 Hier deckt sich meine Analyse der Drift der Despotie im populistischen Sozialstaat mit den Schlußfolgerungen der sog. ‚antiautoritären Linken' in der Bundesrepublik. Vgl. meine in Anm. 2 und 7 zitierten Veröffentlichungen etwa mit Herzog, H. H., Oehlke, P.: Intellektuelle Opposition im autoritären Sozialstaat. Neuwied, Berlin 1970

als autoritäres Syndrom[22] nur vergleichen mit der absoluten Führergläubigkeit der Nationalsozialisten. Freilich hat er gegenüber Rechtsintellektuellen den Vorteil, im Schutz des Mythos der kommunistischen Resistance im Dritten Reich, im westlichen Deutschland offen und nicht ernsthaft kritisiert für die Diktatur im Krisenfall der Demokratie zu werben. Angestoßen von den „Berichten des Club of Rome zur Lage der Menschheit" über Bevölkerungswachstum und Erschöpfung der Ressourcen der Nahrungsmittel, Rohstoffe und Energie,[23] sieht er eine neue Morgendämmerung für autoritäre Lösungen: „Der Sturz der Bourgeoisie, die Errichtung der Diktatur des Proletariats und die Verwirklichung des Kommunismus sind die Voraussetzungen dafür, die Forderungen des Club of Rome in der Gesellschaft durchzusetzen."[24]

Die sozialistischen Länder haben unter der Führung der Sowjetunion mit ihren Erfahrungen in bürokratischer Rationierung und zentraler Planung sofort die Chance, eine ökologische Diktatur zu errichten: „Die sozialistische Wirtschaftsstruktur (bietet) unvergleichlich viel größere Möglichkeiten als die des Kapitalismus, auf jede Verknappung mit Rationierungsmaßnahmen zu reagieren." Sogar der Übergang zum Kommunismus wäre in Sicht: „Eine sozialistische Gesellschaft indes, die sich dazu entschlösse ... und eigens zu diesem Zweck, unter Ausschaltung der Marktbeziehungen, des Geldes, auch des Leistungsprinzips, ein umfassendes System rationierter Verteilung einführte, das die Befriedigung der menschlichen Bedürfnisse auf die Erhaltung der Biosphäre abstimmt, wäre bereits kommunistisch." Sie wäre zwar „kein Paradies, sondern ‚nur' eine Heimstatt ökologischer Vernunft bei strenger sozialer Gerechtigkeit".[25]

---

22 Eine treffende Charakteristik hat Günter Maschke gegeben: „Realistische Ängste und totalitäre Phantasien eines Isolierten" (FAZ Nr. 220 vom 23. 9. 1975). Zur Biographie Harichs auch vom selben Autor: „Nicht mal Ganove" (FAZ Nr. 127 vom 2. 6. 1979)
23 Vgl. Meadows, D. u. a.: Die Grenzen des Wachstums. Reinbek bei Hamburg 1973; sowie Mesarović, M., Pestel, E.: Menschheit am Wendepunkt. Stuttgart 1974. Später ist noch erschienen Tinbergen, J. (Hrsg.): Wir haben nur eine Zukunft. Reform der internationalen Ordnung. Opladen 1977
24 Harich, W.: Kommunismus ohne Wachstum? Babeuf und der ‚Club of Rome'. Reinbek bei Hamburg 1975, S. 109
25 Zitate ebd. S. 39, 62 u. 132

Für die kapitalistischen Länder gilt freilich die Doppelstrategie des rücksichtslosen Klassenkampfes gegen Bourgeoisie, Sozialdemokratie und Staatsapparat. „Die Arbeiterbewegung könne durch eine Kombination unnachgiebiger sozialer *und* ökologischer Forderungen, durch den Kampf für höhere Löhne, Kündigungsschutz usw. und den gleichzeitigen Kampf gegen umweltzerstörende Technologien und Industrieerzeugnisse, den Kapitalismus im Zangengriff zerbrechen."[26] Die Kippe von der etatistischen zur populistischen Argumentation ist deutlich, sobald es gilt, die ‚Volksmassen' der westlichen Länder gegen die liberale Demokratie zu mobilisieren. Dieses Changement der Argumente zeigt Harich erst recht, nachdem er mit Erlaubnis der Behörden der DDR nach Wien gewechselt ist. Nun will er sich den Grünen, den Kernkraftgegnern und überhaupt den ökologischen Protestbewegungen anschließen, freilich immer mit der Strategie, daß die mobilisierten und agitierten ‚Massen' einer kommunistischen Weltdiktatur freiwillig oder unfreiwillig zuarbeiten. In einem Wiener Interview hat er, zynisch wie nur moralfreie Intellektuelle sein können, gesagt: „Auch ich bin heute Anhänger einer möglichst weitgehenden lokalen Autarkie, die zweifellos Basis demokratischer Lösungen im politischen Raum sowohl voraussetzt, als auch nach sich ziehen wird. Aber die globalen Rahmenbedingungen dafür werden von einem mit diktatorischen Vollmachten ausgestatteten Machtzentrum, zu dem sich bei fortschreitender Weltrevolution die UN umbilden dürfte, geschaffen werden müssen."[27]

In einer gescheiten Persönlichkeitsskizze hat Günter Maschke den in den Westen verschobenen Harich als „ökologischen Stalinisten" bezeichnet.[28] Das ist nur die eine Hälfte, nämlich die für den Osten. Im Westen dagegen führt er sich wie ein Populist auf. Es ist ein atemberaubender Argumentationswechsel: dort das Lob der Bürokratie und der Parteidiktatur, hier der Einsatz der agitierten Massen mit ihren Sprengsätzen von Existenzpanik und Sicherheitsobsessionen. Wahrhaft eine leviathanische Intelligenz.

---

26 Zitat ebd. S. 150
27 Wolfgang Harich im Interview mit der Frankfurter Rundschau: „Ich bin kein Emigrant" (Nr. 126 vom 1. 6. 1979). Die populistische Argumentation hat sich, genau besehen, schon in der DDR radikalisiert; vgl. sein Interview mit dem Kölner Stadtanzeiger vom 12. 5. 1978, abgedruckt in: Deutschland-Archiv (11. Jg.) 6, 656–660 (1978)
28 Maschke, G.: Harich. Ein ökologischer Stalinist. FAZ Nr. 127 vom 2. 6. 1979

Das Beispiel Ivan Illichs: die Demagogie des Populismus

Die Gegenfigur zu Wolfgang Harich, sein ökologischer Zwilling, Ivan Illich also, arbeitet mit einem Alternativprogramm: die Mobilisierung der Massen nicht mit dem Gespenst einer mondialen jakobinischen Schreckensherrschaft, sondern mit dem Ruf Rousseaus: Zurück zu den natürlichen Bedürfnissen. Aus der Ideen- und Sozialgeschichte der totalitären Demokratie wissen wir zwar zur Genüge, daß in den Idyllen der Volksseligkeit ihres französischen Ideenvaters nicht nur die etatistischen Folgerungen Robespierres und St. Justs angelegt waren, sondern auch die populistischen Exzesse eines Marat und Babeuf.[29] Aber die Gewalt, die eine derartige Demagogie heute noch entfesseln kann, zeigt, daß hier politische Fundamentaltriebe der Emanzipation angestoßen und strategisch bewegt werden können.

Überraschend ist, daß wir es hier mit einem Mann der katholischen Kirche zu tun haben, der gegen ihre geschichtlich herausentwickelte institutionelle und juristische Vernunft[30] das Chaos apokalyptischer und ekstatischer Massenhysterie, freilich in radikal säkularisiertem Gewand, auslösen möchte. Von der Biographie eines in Wien gebürtigen Kroaten jüdischer Herkunft, der von einer protestantisch getauften Mutter in deutscher Sprache aufgezogen wurde und der später zum Katholizismus konvertierte und in den Jesuitenorden eintrat (den er längst wieder verlassen hat), wäre sicher – soweit sie verläßlich bekannt ist[31] – einiges aufzuschlüsseln. Wichtiger ist aber die Zeittypik seiner

---

29 Vgl. die in Anm. 1 zitierte Monographie von J. L. Talmon mit ihren Teilen über „Die jakobinische Improvisation" und „Die Babeufsche Kristallisation"

30 „Man kennt den Ausspruch von Renan: Toute victoire de Rome est une victoire de la raison. Im Kampf mit sektiererischem Fanatismus war sie immer auf der Seite des gesunden Menschenverstandes, im ganzen Mittelalter unterdrückte sie, wie Duhem schön gezeigt hat, Aberglauben und Zauberei. Selbst Max Weber stellt fest, daß der römische Rationalismus in ihr weiterlebt, daß sie dionysische Rauschkulte, Ekstase und Untergehn in der Kontemplation großartig zu überwinden wußte" (so auf S. 19 in Schmitt, C.: Römischer Katholizismus und politische Form. München 1925), als die Wellen charismatischer Sozialbewegungen über Europa hinweggingen

31 Eine genauere biographische Beschreibung bei Kaufmann, L.: Schicksal eines Propheten. Dokumentation zum Fall Illich. Nachrichten aus dem Kösel-Verlag (München) *32*, 38–47 (1970)

Persönlichkeit. Er gehört zu den vielen Häretikern seiner Kirche, die in ihr und außer ihr die Axt an das Papsttum und die Amtskirche legen, weil sie zumindest wittern, daß hier noch eine letzte überstaatliche Macht aus dem Mittelalter überdauert hat, die dem neuzeitlichen Staat wie den entmoralisierten Sozialbewegungen Widerpart leisten kann.

Illichs Häresie[32] besitzt jedoch gegenüber den anderen zeitgenössischen Priesterapostaten eine besondere Durchschlagskraft. Er wendet gegen die ‚institutionelle Kirche' nicht die dogmatische oder pastorale Kritik einer ‚Gott-ist-tot-Theologie' oder eine ‚Ekklesiologie-ohne-Papst', vielmehr befeuert er mächtige Sozialbewegungen zuerst der katholischen Welt Lateinamerikas, dann überspringend in die Zentren der westlichen Industrieländer. Und hier fällt wieder auf, daß seine Agitationen nicht die religiösen und überhaupt spirituellen Erwartungen aufreizen, was angesichts der heute so explosiven Mischung von Fundamentalismus, Populismus und Totalitarismus in den Gebieten der Weltreligionen des Islams und des Hinduismus durchaus ein ideenpolitisches Kalkül sein könnte. Seine Zielrichtung sind die schwelenden Existenz- und Sicherheitsängste bei den Industrie- und christlichen Nachkolonialvölkern, denen er mit einer Kaskade von öffentlichen Auftritten, Medienspots, Kongreßdisputen, pseudo-akademischen Publikationen die Untergangsvisionen des Industrialismus aufsetzt. Im schnellen Wechsel der Themen und Thesen, der Propheseiungen und Umkehrappelle reißt er die kritischen Stellen der modernen Zivilisation zu solch schaurigen Löchern auf, daß die Zeitgenossen meinen, in die Hölle eines selbstverschuldeten Weltuntergangs zu blicken. Es ist kein Zweifel, Ivan Illich bedient sich alter agitatorischer Mittel der Wanderpropheten

---

32 Hans Schaefer hat 1975 auf dem Davoser Kongreß „Grenzen der Medizin" im Disput mit Illich die etablierte Medizin selbstkritisch der ‚Häresie' bezichtigt. Vgl. die Berichte von Christoph Cottier in der Schweizer Ärztezeitung Nr. 20 u. Nr. 21, vom 21. u. 28. 5. 1975, S. 758 ff. u. 801 ff., und von Henrich v. Nussbaum (Hrsg.): Ivan hilf! oder vom Unheil der Heilsbringer. Beobachtungen eines Berichterstatters. In: Die verordnete Krankheit. Frankfurt am Main 1977, S. 77–87 u. 559 f. (der auf ähnlicher Spur des ‚Häretikers' Illich ist) Bevor man jedoch die Medizin des 19. und 20. Jahrhunderts als eine ‚Medicina triumphans' kirchlich interpretiert, sollte man die kirchliche Herkunft des ehemaligen Jesuiten schärfer analysieren. Hier ist die Häresie nicht metaphorisch, sondern ein Stück Realität. Zur ‚Medicina triumphans' vgl. Seidler, E.: Endzeit der Medizin? Die Thesen des Ivan Illich. FAZ Nr. 140 vom 21. 6. 1975

messianischer Armuts- und Endzeitbewegungen,[33] ungeheuer verstärkt durch die visuellen und literarischen Medien. Gleichwohl ist er ein neuer Typ des kirchlichen Häretikers, der die Wucht des menschlichen Erlösungsbedürfnisses in die radikale Diesseitigkeit erfüllter Selbstverwirklichung herrschaftsfreier Massen umleitet. Das verstehe ich unter einem Demagogen des Populismus.

Schon in seinen ersten Schriften zur Lage der Kirche in Lateinamerika und zur Entwicklung der nicht- oder unterindustrialisierten Länder wird sein eigenartiges Verständnis vom Menschen sichtbar. Die Priester und Ordensleute sollen ihr Amt und ihre disziplinierte Lebensführung, natürlich auch ihr Zölibat aufgeben; die Laien eine Art sakramentale Qualität mit Selbstabsolution in den moralischen und sozialen Nöten des Alltags erwerben. Diese „radikale persönliche Entklerikalisierung" der Priester und diese Laientheologie für das profane Leben würden einen sozialen Wandel nicht nur der „institutionellen Kirche", sondern der Gesellschaft selbst, für deren Erhalt jene ihre Autorität bisher so mißbraucht hätte, in Gang bringen, dem die politische Revolution einer Verselbständigung der Dritten gegenüber der Ersten Welt folgen müßte. In dieser Umwälzung werden die Menschen auf sich und ihre Nächsten zurückgeworfen und müssen untereinander wieder ihre Liebesfähigkeit entdecken und erweisen. Eine solche „Kirche wird den christlichen Glauben als die immer freudigere Offenbarung der *persönlichen* Bedeutung der Liebe offenbaren, derselben Liebe, welche alle Menschen feiern".[34] Es ist bekannt, daß Illich durch seine Artikel der 60er Jahre in die Disziplinargerichtsbarkeit zuerst der nord- und lateinamerikanischen Kirche und dann des Vatikans geriet. Er legte seine priesterlichen Funktionen nieder, behielt freilich seine Professur an der New Yorker Jesuitenuniversität und verlegte den Schwerpunkt seiner Tätigkeit in das ‚Centro Intercultural de Documentación' im mexikanischen Ort Cuernavaca, das unter dem Kürzel CIDOC nun progressive Theologen und Pädagogen aus aller Welt und die frustrierte studierende Jugend

---

33 Zum historischen Detail Cohn, N.: Das Ringen um das Tausendjährige Reich. Revolutionärer Messianismus im Mittelalter und sein Fortleben in den modernen totalitären Bewegungen. Bern, München 1961; sowie Buonaiuti, E.: Die exkommunizierte Kirche. Zürich 1966

34 Illichs kirchenpolitische Argumentationen habe ich aus dem Sammelband diverser Artikel der 60er Jahre: Almosen und Folter. Verfehlter Fortschritt in Lateinamerika. München 1970, Zitate S. 67, 59 u. 78

aus den Ausläufern der nordamerikanischen Protest- und Bürgerrechtsbewegung auf sich zog.[35]

Von hier aus startet er seine zweite Offensive gegen die neue, die säkularisierte Kirche der europäischen Welt – gegen die Schule und ihre Lehrerschaft. Hartmut von Hentig hat diese Parallele im Illichschen Sinn formuliert: „Schule ist die Kirche der Neuzeit, Erziehung (education) die Religion der technischen Zivilisation, die Lehrer und Professoren bilden ihren geweihten, geeinigten, weltweiten Klerus."[36] Auch gegen diese institutionalisierte Weltreligion der Bildung und Wissenschaft propagiert er eine Selbstermächtigung der Laien. Sie sollen sich von der Fremdhilfe durch geschulte und bezahlte Experten unabhängig machen und sich vor allem vom „geheimen Lehrplan" des Industrialismus befreien, der ihre Fähigkeiten und Fertigkeiten auf die industrielle Arbeitswelt und kommerzielle Konsumwelt abpaßt. Die allgemeine Zwangsschule fördert nicht, wie der „liberale Mythos" verspricht, die gleichen Chancen im Wettlauf nach Einkommen und Prestige, sondern steigert die soziale Ungleichheit. In einem mörderischen Klassenkampf sortieren sich die Menschen nach einem Mehr oder Minder von Bildungszertifikaten, die ihnen den sozialen Wert in der Gesellschaft lebenslang zuschreiben. „Je mehr Erziehung der einzelne konsumiert, desto mehr ‚Wissenskapital' erwirbt er und desto höher steigt er in der Hierarchie der Wissenskapitalisten. So definiert die Erziehung eine neue Klassenstruktur der Gesellschaft, innerhalb derer die Großkonsumenten an Wissen – nämlich jene, die große Beträge an Wissenskapital erworben haben – den Anspruch erheben, von größerem Wert für die Gesellschaft zu sein."[37]

Das Erziehungssystem ist aber nicht nur in der sozialstrukturellen, sondern auch in der sozialökonomischen Mechanik die Megamaschine des Kapitalismus geworden. Mit Illichs Worten: „Die Schule ist nicht nur die neue Weltreligion, sie ist auch der am schnellsten wachsende

---

35 Über das CIDOC vgl. Hentig, H. v.: Cuernavaca oder: Alternativen zur Schule? Stuttgart, München 1971, S. 13 ff. Zum Verlauf des Konflikts mit der Kirche, jedoch recht einseitig, die in Anm. 31 zitierte ‚Dokumentation' von Ludwig Kaufmann S. J.
36 Hartmut von Hentig, ebd. S. 25
37 Ivan Illich hat seine Kritik von Schule, Lehrern und Erziehung in zahlreichen Schriften vorgetragen. Ich beziehe mich auf: Entschulung der Gesellschaft. Reinbek bei Hamburg 1973; Fortschrittsmythen. Reinbek bei Hamburg 1978, darin: Wider die Verschulung, S. 113–140, Zitat ebd. S. 116

Arbeitsmarkt der Welt. Das Organisieren von Verbrauchern ist zum wichtigsten Wachstumssektor der Wirtschaft geworden. Während in reichen Nationen die Produktionskosten sinken, werden Kapital und Arbeitskräfte zunehmend auf das gewaltige Vorhaben konzentriert, den Menschen für einen disziplinierten Konsum zurechtzuschleifen."[38] Aus dieser ökonomischen Vernetzung mit pädagogischen Mitteln bezieht das Weltsystem des Kapitalismus die ungeheuren Energien, mit denen es die eigenen Klassen politisch unterwirft und die fremden Länder kolonial ausbeutet. Es gibt nur einen Weg aus dieser babylonischen Gefangenschaft, aus dem sozial-strukturellen und sozialökonomischen Zwangssystem der westlichen Zivilisation: die radikale ‚Entschulung der Gesellschaft'. Der Mensch muß aus der „Entfremdung" durch die Institutionen der Erziehung heraustreten und zur Selbsthilfe des Selbstlernens in der Realität seines eigenen Milieus gelangen. Jedermann soll jedermanns Lehrer und Schüler in einem sein können. Das würde eine wirkliche Gleichheit in den Lebenschancen herstellen, weil diejenigen, die die soziale Ungleichheit professionell mit einer raffinierten Sozialtherapie im Dienst des Industrialismus erzeugen, nämlich die Profession der Lehrer, entmachtet würden. „Die Entschulung der Gesellschaft wäre nichts Geringeres als ein Kulturwandel, durch den ein Volk sich den effektiven Gebrauch seiner Verfassungsfreiheiten wieder aneignet: vor allem der Freiheit, zu lernen und zu lehren – von Menschen, die wissen, daß sie frei geboren sind und keiner Therapie zur Nutzung dieser Freiheit bedürfen."[39]

Es ist zu bezweifeln, ob Illich mit seiner Reduktion aller Lebensverhältnisse auf die Unmittelbarkeit der natürlichen Bedürfnisse und Einsichten tatsächlich einen ‚Kulturwandel' erreichen würde. Die Auflösung der Kirche in einer Art sozialer Adventsbewegung würde den Glauben an transzendente Bindungen auch in der Dritten Welt schnell verflüchtigen lassen, seine so entbundene ‚Liebesfähigkeit' sich in hemmungslose Triebhaftigkeit verwandeln. Die Aufhebung der Institution Schule und die Liquidation des Lehrerberufs würde kaum die allseitige und unbegrenzte ‚Lernfähigkeit' zu Tage bringen, vielmehr das Absinken in die Instinktwelt der Primaten. Der Enthusiasmus des einfachen Lebens mag für Gebildete eine Erholung von disziplinierter Lebensfüh-

---

38 Illich: Entschulung der Gesellschaft, S. 57; hier auch ausführlicher über „Die neue Entfremdung", S. 57 ff. u. 110 ff.

39 Illich: Wider die Verschulung, S. 131 mit weiteren Vorschlägen „Für die Selbstbestimmung von Lehren und Lernen"

rung und geschuldeter Leistung sein. Für die Menschen, die wirklich ein einfaches Leben führen, vermag er höchstens Euphorie im Kampf aller gegen alle zu wecken. Das ist eben der Angelhaken, mit dem die Demagogen seit jeher das ‚Volk' gegen die höhere Vernunft der Institutionen ködern.

Schon das für mitteleuropäische Verhältnisse abgemilderte Programm Illichs, wie es von seinem hiesigen Adepten Hartmut von Hentig vertreten wird, nämlich Schule und Erziehung den Medien der Politik und eines öffentlichen Diskurses zu übereignen, dürfte äußerst problematisch sein. Die Permanenz einer ‚gemeinsamen beweglichen Regelung gemeinsamer Angelegenheiten in überschaubaren Lebensverbänden' ist ein hübsches Ideal von Altphilologen, die sich Demokratie noch heute nur nach dem Muster der athenischen Polis vorstellen können.[40] De facto ist es die Brutalisierung des Schutzraums der Erziehung, der den blanken Austrag der Existenzinteressen gerade nicht verträgt. Die historische Erfahrung zeigt, daß Kultur durch Institutionen geschaffen, bewahrt und entwickelt wird, sie also immer eine anthropologische Form der Entfremdung darstellt. Der Mensch hält seine Freiheit, nicht indem er zur Natur auch seiner Triebe zurückkehrt, sondern indem er sich an dauerhafte Verpflichtungen bindet. Man fühlt sich an Arnold Gehlen, den Lehrer der sozialen Institutionen, erinnert. In seinem Aufsatz von 1952 über „Die Geburt der Freiheit aus der Entfremdung", der auch ein Resumé seiner Erfahrung der Rousseauschen Hybris totaler Bewegungen ist, schreibt er: „Der Mensch kann zu sich und seinesgleichen ein *dauerndes* Verhältnis nur *indirekt* festhalten, er muß sich auf einem Umwege, sich entäußernd, wiederfinden, und da liegen die Institutionen." Sie „sind die großen bewahrenden und verzehrenden, uns weit überdauernden Ordnungen und Verhängnisse, in die die Menschen sich sehenden Auges hineinbegeben, mit einer für den, der wagt, vielleicht höheren Art von Freiheit als der, die in ‚Selbstbetätigung' bestünde, in dem ‚Ich, das sich selbst setzt' Fichtes oder in dessen modernem Stiefbruder, dem 'Man for himself'".[41]

---

40 Vgl. Hentig, H. v.: Die Wiederherstellung der Politik. Cuernavaca revisited. Stuttgart, München 1973, vgl. S. 58 ff.
41 Gehlen, A.: Über die Geburt der Freiheit aus der Entfremdung. In: Studien zur Anthropologie und Soziologie. Neuwied, Berlin 1963, S. 232–246, Zitat S. 245. Seine Soziologie der Institutionen ist am besten faßbar in: Urmensch und Spätkultur. Bonn 1956

Illichs Kritik des Verkehrs und der Medizin oder die Rückkehr zur Natur

Mit der Kirche und der Schule hat Ivan Illich zwei Institutionen der Kultur im Visier gehabt. Damit hat er ins Fundament der abendländischen Zivilisation getroffen, die sich durch diese universalen Erziehungsmächte über die Generationen hinweg gesichert und über ihre fortwährende kulturelle Selbstbegründung den Staat und seine Kollektive in Grenzen gehalten hat. Mit seinem nächsten Angriff auf Wirtschaft und Wissenschaft geht Illich jetzt dazu über, zur Zerstörung der Zentren selbst der europäischen Welt aufzurufen, die bis heute den Bürokratismus und die emanzipatorischen Massen nicht nur normativ noch begrenzen, sondern ihnen die ökonomische Basis und die technischen Innovationen schaffen. Diese für das Entstehen und die Ausbreitung der totalitären Zwillinge, eben des Staates und der Massendemokratie, unabdingbare Leistung hat Wirtschaft und Wissenschaft zwar nicht unabhängig gelassen, sie aber doch als Medien erhalten, in denen sich persönliche Bürgerfreiheiten, freie Berufe und relativ autonome Institutionen entfalten konnten. Der Liberalismus des 19. und noch des 20. Jahrhunderts hat, wie ich eingangs gesagt habe, zur Substanz die Chance zum staatsfreien persönlichen Eigentum und zur wissenschaftlichen Bildung, die Selbständigkeit vor den öffentlichen Gewalten gewähren kann. Seit jeher haben die Sozialbewegungen, ob mit den Utopien eines etatistischen oder eines sozialistischen Endzustandes, die bürgerliche Gesellschaft an diesen Grundfesten attackiert: an Besitz und Bildung. Illich ist nur eine neuartige Variante dieses Anti-Liberalismus. An ihm irritiert allein, daß er nicht als Funktionär des bürokratischen oder als Propagandist des antiautoritären Sozialismus auftritt, an dessen weltweite Konfrontation wir gewöhnt sind, sondern als häretischer Priester, als Partisan eines christlichen Diesseitskommunismus.

Von Marxisten jeder Couleur unterscheidet ihn, daß seine Attacken nicht auf den Kern der ‚kapitalistischen Produktionsweise' zielen, also auf die entfremdete Arbeit im Industriebetrieb, sondern auf die ‚Sphäre der Zirkulation', also auf den Markt der Güter und Dienstleistungen und auf sein Akzessoir, auf die ‚warenförmige Konsumtion'.[42]

---

42 Deshalb zieht er auch scharfe Kritik der Marxisten auf sich, die keinesfalls seine theoretischen Voraussetzungen, sondern nur die praktischen Wirkungen

Und hier zirkelt er wieder in einem doppelten raffinierten Kunstgriff die Themen heraus, die auf der einen Seite Grundprinzipien der modernen Wirtschaft, auf der anderen Seite Grundphänomene des Alltags in der Moderne sind, also Plausibilität für den ‚einfachen Mann', aber auch für den naiven Gelehrten haben, der sich auf einen Disput mit Illich einläßt. Es ist die Rhetorik des Populismus, die simpel für die Massen doch das Prinzip trifft, wogegen sie agitiert werden sollen. Die Tauschbarkeit industrieller Güter durch Geld im warenentfremdeten und gebrauchswertfeindlichen Konsum wäre die eine rhetorische, übrigens vom Marxismus entlehnte Figur.[43] Eine andere Redefigur, auf die ich eingehen will, betrifft eine noch grundsätzlichere Voraussetzung der Wirtschaft, die nicht einmal Marx und seine Schüler angegriffen haben: die freie und weltweit ausgreifende Bewegung von Menschen, Sachen und Informationen.

In der Tat ist die Mobilität mit den Mitteln der Maschine und technischer Energien eine Grundvoraussetzung der ‚kapitalistischen Verkehrswirtschaft'. Hier setzt Illich mit seiner Forderung an, den Verkehr zu revolutionieren, d.h. ihn abzuschaffen. Er ruft zur ‚Umkehr' auf, zur Rückkehr zum natürlichen Leben des ‚einfachen Mannes', der wieder am Maß seiner Füße und seiner metabolischen Energie, höchstens mit dem Fahrrad den kleinen Raum seines Alltags durchmessen und dadurch seine Unabhängigkeit wiedergewinnen soll von den Produzenten der Autos, der Eisenbahnen, der Schiffe, der Flugzeuge, die ihn zum sich entfremdeten „Gewohnheitspassagier" gemacht haben. „Seine überkommene Wahrnehmung von Raum, Zeit und persönlichem Tempo sind industriell deformiert. Er hat die Freiheit verloren, sich selbst außerhalb der Rolle des Passagiers zu sehen. Seine Sucht, sich fahren zu lassen, läßt ihn die Kontrolle über die physische, soziale und psychische Kraft verlieren, die den Füßen des Menschen innewohnt. Der voll

---

seiner literarischen Aggressionen goutieren. Vgl. Navarro, V.: Industrialismus als Ideologie. Eine Kritik an Ivan Illichs ‚Medical Nemesis'. In: Technologie und Politik 2. Duve, F. (Hrsg.). Reinbek bei Hamburg 1975, S. 71–107; und Ronge, V.: Tantalos sind wir alle oder Gesundheit als Gesellschaftsfaktor. Ansätze zu einer politischen Ökonomie der Medizin. In: Die verordnete Krankheit. Nussbaum, H. v. (Hrsg.). Frankfurt am Main 1977, S. 217–235 u. 566 ff.
43 So z. B. in Illich, I.: Schöpferische Arbeitslosigkeit oder die Grenzen der Vermarktung. In: Fortschrittsmythen. Reinbek bei Hamburg 1978, S. 15–71

ausgebildete Transportkonsum erlebt sich als Körper, der durch den Raum gejagt wird."

So ist es erstes Menschenrecht, nicht nur den technischen Folgen der Entfremdung vom eigenen Körper und körpereigenen Energiehaushalt zu entkommen, sondern auch der sozialen Deklassierung durch die Manager und Funktionäre des Industrialismus, die immer noch schneller und sicherer reisen können als die kleinen Leute, diese gleichwohl über den verordneten „Zwangskonsum" des motorisierten Verkehrs materiell in ihrem Geld- und psychisch in ihrem Zeitbudget ausbeuten. Die „weltweite Klassenstruktur der Geschwindigkeitskapitalisten" kann nur zerschlagen werden, wenn ihr Privileg, noch schnellere Transportmittel zu entwickeln und zu benützen, entfällt. „Diese tiefgreifende Herrschaft der Transportindustrie über die natürliche Mobilität begründet ein viel beherrschenderes Monopol als etwa das kommerzielle Monopol" der Auto- oder Flugzeugindustrie. „Das überschnelle Beförderungsmittel tut mehr: es schafft entfremdende Entfernung. Wegen seines verborgenen und tiefgreifend strukturierenden Charakters", nennt Illich es „ein radikales Monopol". Die Aufhebung dieser Entfremdung, die Verwirklichung des wahrhaft „unveräußerlichen Rechts der Bewegungsfreiheit, Bewegungsgleichheit und Bewegungsfreude", also „die Befreiung vom radikalen Monopol der Industrie und die frohe Wahl einer kargen Technologie ist nur dort möglich, wo die Menschen an einem politischen Prozeß teilnehmen, der auf der Gewährleistung eines optimalen Verkehrs beruht". Und es ist für Illich keine Frage: „Könnte die Größenordnung der optimalen Verkehrsgeschwindigkeit von Fahrzeugen durch Laien, die aktiv an einem dauernden politischen Prozeß teilnehmen, bestimmt werden, dann würden die Fundamente, auf denen das Gerüst jeder Industriegesellschaft ruht, erschüttert." Das wäre für uns freilich auch keine Frage, denn der optimale Verkehr wäre dann der zu Fuß und zu Fahrrad: „Produktive Sozialbeziehungen unter freien Menschen bleiben auf das Fahrradtempo beschränkt."[44]

---

44 Meine Darstellung und Zitation beziehen sich auf Illichs Essay: Energie und Gerechtigkeit, im zit. Sammelband: Fortschrittsmythen, S. 73–112; die wörtlichen Zitate finden sich auf S. 88, 97, 89, 97, 107, 112, 103 u. 82. Der Text ist auch enthalten und mit energiepolitischen Disputen erweitert in Illich, I.: Die sogenannte Energiekrise oder die Lähmung der Gesellschaft. Reinbek bei Hamburg 1974

Die antiliberale Aggression Illichs wird, und das hat sich wohl am meisten herumgesprochen, bei seinen Polemiken gegen die Medizin und Ärzteschaft besonders krass. Auch hier verwendet er den rhetorischen Kunstgriff, Prinzipielles und Plausibles aufzugreifen, um so in das Herz des attackierten Phänomens zu treffen. Für meine Zwecke konzentriere ich mich auf seine Verurteilung der Professionen im Gesundheitswesen, also vor allem der Ärzte, aber auch der anderen Heil- und Sozialberufe, denen er eine „soziale Iatrogenese", d.h. einen durch die medizinischen Berufe verschuldeten universellen Krankheitszustand der Gesellschaft anlastet. Ich lasse die „klinische Iatrogenese", also die Pathogenesen durch „den Arzt, das Spital oder die Pillen", wie die „kulturelle Iatrogenese", also die strukturellen Deformationen von Gesundheit und Krankheit, von Schmerz, Leiden und Tod durch die kulturell dominante Definitionsmacht der „organisierten Medizin" beiseite.[45] Sie werden in diesem Buch von anderen und kompetenteren Autoren gründlich genug behandelt.

Die europäische und heute auch die nordamerikanische Medizin ist seit jeher eine liberale Institution par excellence zwischen der Staatsmacht und den Pressionen seiner Kollektive und Syndikate. Sie lebt vom Schutz der Persönlichkeitsrechte durch den Verfassungsstaat wie von der Individualisierung ihrer Patientenklientele, schon deshalb weil der freiberufliche Arzt selbst hoher Individualist in seinem berufsmoralischen Selbstverständnis wie in seinem wirtschaftlichen Risikoverhalten ist. Zwar haben der Sozialstaat und die sozialpolitischen Interessenverbände, z.B. die Gewerkschaften, die Berufsautonomie über das System der sozialen Sicherung und die Sozialgesetzgebung immer stärker eingeschränkt; zwar findet sich bei der zunehmenden Zahl der lebenslang im Krankenhaus beschäftigten Ärzte immer mehr Einstellung und Verhalten von ‚Gesundheitsbeamten'; jedoch ist im Bild der Öffentlichkeit

---

45 Kurzdefinitionen der klinischen, sozialen, kulturellen (auch strukturellen) Iatrogenesen bei Illich, I.: Über die Grenzen der Medizin. In: Technologie und Politik 2. Duve, F. (Hrsg.). Reinbek bei Hamburg 1975, S. 55–62. Die ausführliche Behandlung findet sich in den Teilen I–III seines Buches: Die Nemesis der Medizin. Von den Grenzen des Gesundheitswesens. Reinbek bei Hamburg 1975. – Eine ausführliche Besprechung, bes. in Hinsicht der kulturellen Definitionsmacht der Medizin, gibt Schipperges, H.: ‚Medical Nemesis' im Quadrat. Zur Neuauflage von Illichs ‚Enteignung der Gesundheit'. Ärzteblatt Baden-Württemberg (Jg. 33) 7, 525–529 (1978)

wie in der Selbsteinschätzung die Berufsfigur des Arztes als ‚Freiberufler' nach wie vor vorherrschend. Diese Stabilität von Berufsbild und Berufsmoral würde sich freilich gegen die Übermacht der staatlichen und kollektiven Gewalten in der Demokratie nicht halten, wenn mit der Profession des Arztes nicht auch die Expertenautorität des Wissenschaftlers verbunden wäre. Die Option der europäischen Medizin im 19. Jahrhundert für die Naturwissenschaft und im 20. Jahrhundert für die technischen Wissenschaften haben ihr die bis heute kaum angetastete empirische und praktische Grundlage gegeben, auf der sie gegenüber den wiederholten Versuchen von Staat und Gesellschaft, sie mit politischem Kalkül zu funktionalisieren, ihre Souveränität halten konnte. Auch Bürokratie und Verbandsfunktionäre sind von der Wissenschaft abhängig geblieben, zumindest solange diese Räson und Richtung des sozialen und technischen Fortschritts bestimmt.[46] Ein Angriff auf die Profession der Ärzte trifft deshalb zweierlei in einem: hier eine Institution der Mitte, die unverzichtbar ist für das Balancement der öffentlichen und gesellschaftlichen Gewalten in einem liberalen Gemeinwesen; dort einen zentralen wissenschaftlichen Beruf, der breitenwirksam und bis heute mit hoher Sachautorität den bio-wissenschaftlichen und biotechnischen Fortschritt anregt und umsetzt. Beides zu paralysieren, die Staatsfreiheit und die Wissenschaftlichkeit einer Profession, ist die erkennbare Absicht von Illichs Medizinkritik.

Der Hauptvorwurf Illichs ist die ‚Übermedikalisierung der Gesellschaft durch den organisierten Medizinbetrieb'. Dieser Medizinbetrieb erzeugt Krankheiten und vernichtet Gesundheit, wo er mit den Sanktionen der Sozialversicherung alle Bürger zu Sozialklienten; wo er mit den klinischen, medikamentösen, technischen Mitteln alle Klienten zu Dauerpatienten und wo er mit der gesundheitsbürokratischen Manipulation alle Patienten in ausbeutbares Spielmaterial der Ärztemafia verwandelt. „Die Medizin untergräbt die Gesundheit nicht nur durch direkte Aggression gegen den einzelnen, sondern auch durch die Auswirkung ihrer gesellschaftlichen Organisation auf die ganze Umwelt. Wenn die medizinische Schädigung der Gesundheit des einzelnen durch eine soziopolitische Form der Übertragung geschieht, spreche ich von ‚sozialer Iatrogenesis' ... Sie herrscht dort vor, wo die medizinische

---

46 Vgl. meine ausführlichen Analysen der ambivalenten Lage der heutigen Medizin zwischen Staat und Verbänden in Baier, H.: Medizin im Sozialstaat. Stuttgart 1978

Bürokratie Krankheit produziert, indem sie den Streß verschärft oder lähmende Abhängigkeiten vermehrt, indem sie neue quälende Bedürfnisse erzeugt oder die Toleranzschwelle für Unbehagen oder Schmerz senkt, indem sie den Spielraum einschränkt, den die Mitmenschen dem Leidenden zugestehen, oder indem sie sogar das Recht auf Selbstheilung abschafft. Soziale Iatrogenesis liegt vor, wenn Gesundheitspflege sich in eine standardisierte Massenware verwandelt."[47]

Nun wäre es zweckmäßig gewesen, wenn Illich solche Prozesse der Medikalisierung aller Lebensbereiche auf ihre Ursachen untersucht hätte. Er wäre prompt auf die massiven Einflüsse des Sozialstaats und der sozialpolitischen Interessenverbände gestoßen, die das System der sozialen Sicherung zur Beschaffung von Massenloyalität wie zur Beförderung von Abhängigkeiten der sozialversicherten Schutzbefohlenen in solche Exzesse hineintreiben. Aber stattdessen wählt er sich als Angriffsobjekt die „entmündigende Expertenherrschaft" hier der Ärzte, wie dort schon der Lehrer, der Ingenieure, der Industriemanager, die ja selbst Objekte des umfassenden bürokratischen und massendemokratischen Zugriffs sind. So kann man natürlich schneller und simpler klare Fronten schaffen, wie überhaupt die Agitation gegen Schichten, Berufe, Institutionen der liberalen Mitte zur Kernrhetorik der populistischen Demagogie gehört. „Wir müssen die Tatsache erkennen", schreibt Illich in einem Abschnitt über ‚Die Dominanz der Spezialistenzünfte‘, „daß die Spezialistenverbände, die heute Macht über die Schaffung, Zuweisung und Befriedigung von Bedürfnissen haben, ein neuartiges Kartell bilden. Und dieses Kartell wird ständig reorganisiert, um sich entwikkelnden Widerständen zuvorzukommen. Denn schon sehen wir, wie der neue Biokrat sich in der Maske des guten alten Arztes tarnt, die pädagogische Aggression wird verharmlost als Übereifer des engagierten Lehrers, und der mit dem Arsenal psychologischer Einsichten bewaffnete Personalchef tarnt sich im Gewand des ehemaligen Vorarbeiters und Meisters". Diese neuen Expertenzünfte erwerben ihre gesellschaftliche Machtstellung durch „Wissenskapital", lassen sich durch hilflose Regierungen lizensieren und Einkünfte garantieren, verschanzen sich schließlich in „radikalen Monopolen", mit denen sie frei von jeder Kontrolle die Bedürfnisse ihrer Klientele und Patienten wissenschaftlich definieren und deren Befriedigungen sozialtechnisch exekutieren.

---

47 Illich, I.: Die Nemesis der Medizin, zit. in Anm. 45, S. 48

„Die öffentliche Anerkennung der dominierenden Spezialistenzünfte ist folglich ein politischer Akt. Jede neue Zunft schafft sich sofort eine neue Hierarchie, neue Klienten und Ketzer und neue Ansprüche auf staatliche Mittel." Das gilt vor allem für die ‚Biokratie der Medizinwissenschaftler', die sich dem Staat als wissenschaftliche Experten aufdrängen, ihre Patienten im Tarngewand des alten Praktikers zum persönlichen Nutzen ausbeuten, sie gleichwohl an die „Interessen der Gesellschaft" ausliefern. „Diese Zünfte haben sich so fest etabliert, daß sie nicht nur den Bürger-als-Klient total bevormunden, sondern auch die Gestalt einer Welt-als-Krankenstation bestimmen. Die Sprache, in der der Bürger sich selbst wahrnimmt, seine Auffassungen von Rechten und Freiheiten, sein Wissen um seine Bedürfnisse – all dies wird ihm durch die Hegemonie der Experten vorgeschrieben", zumal in der universalen Herrschaft der Biokraten über Leben, Schmerz, Krankheit und Tod.[48]

Wie können sich die Menschen von der Expertenübermacht in Medizin und Technik, in Verkehr und Industrie, in Schule und Kirche befreien? Ivan Illich hat allemal das gleiche Rezept: durch die Rückkehr zum *einfachen Leben,* das wieder die Krankheiten zum aufgetragenen Leiden macht und die körperliche Arbeit mit ‚konvivialen Werkzeugen' zurückbringt; das den Bewegungsraum auf den Radius eines Fußmarsches einschränkt und eine Wirtschaft bloß der unmittelbaren Gebrauchswerte schafft; das Lehren und Lernen in die tägliche Praxis versenkt und jedermann zum Glauben an sein erfüllbares Erdenglück bringt. Eine solche „konviviale Rekonstruktion" der organischen Lebenswelt der Menschen wird die kapitalistische Vorherrschaft von Wissenschaft und Wirtschaft zusammenstürzen lassen und den Kulturimperialismus selbsternannter Experteneliten vernichten. Die Rückkehr zur autochthonen und kleinräumigen Subsistenzwirtschaft wird durch die zwingende Selbsteinsicht in die so bekömmliche „Selbstbegrenzung" erfolgen, so hofft und wirbt unser Prophet des natürlichen Lebens.[49] Wobei

---

48 Die Kritik an den ‚Expertenzünften' findet sich in Illich, I.: Schöpferische Arbeitslosigkeit oder die Grenzen der Vermarktung, zit. in Anm. 43, Zitate S. 37, 43, 40 u. 41

49 Sein Modell der Selbstbegrenzung durch Selbsteinsicht vor der ‚Katastrophe der industriellen Nemesis' entwickelt Illich in: Selbstbegrenzung. Eine politische Kritik der Technik. Reinbek bei Hamburg 1975; über den Begriff der Konvivialität vgl. S. 14 f. u. 30 ff.; über die politischen Konsensprozesse, die

er als „moderne Subsistenz ... einen Lebensstil nennen (will), der in einer nachindustriellen Volkswirtschaft (engl. economy, H. B) herrschen könnte, in der es den Menschen gelungen wäre, ihre Abhängigkeit vom Markt zu reduzieren, und zwar dadurch, daß sie – durch politische Mittel – eine soziale Infrastruktur einrichten und schützen, bei der Techniken und Werkzeuge hauptsächlich dazu dienen, *Gebrauchswerte* herzustellen, die sich der Messung und Bewertung durch die professionellen Bedürfnismacher entziehen".[50]

Konvivialität im Sinne Illichs, freundschaftliches und fröhliches Zusammenleben der Menschen ist für ihn schon hier und jetzt durch den öffentlichen Diskurs über die allen gleichen Grundbedürfnisse und Grundwerkzeuge möglich. Jedermann könnte zur Selbstverwirklichung gelangen durch die Selbstbeschränkung auf den kleinsten Raum seiner Lebenswelt und auf die kleine Zeit seiner persönlichen Lebensspanne. Ein wahrhaft demokratisches Konzept, das die Entfremdung aller in den Institutionen der industriellen Arbeits- und Bildungswelt durch den Rückwurf auf die blanke Existenz endlich aufhebt und das die Gleichheit aller auf einem Lebensminimum verläßlich herstellt. Nur fragt sich, ob die wirklichen Herren der großen Räume der Erde und der größeren Zeiten der Institutionen eine solche Idylle der Freundschaft und Freude zulassen würden oder könnten. Ernsthaft hat Illich sich diese Frage wohl nicht gestellt. Sein Entwurf der konvivialen Volksseligkeit ist schließlich nur die utopische Folie, auf der sich die gegenwärtige Teilhabe der kleinen Leute an Wohlfahrt und Fortschritt in Furcht und Neid verkehren lassen. Ich habe Ivan Illich einen Demagogen des Populismus genannt, einen Propheten der mobilisierten Massen im Dienst des Leviathan.

---

zu konvivialen, autochthonen Kleingesellschaften führen sollen, vgl. Kap. „Die politische Umkehr", S. 175 ff.
50 Illich, I.: Die schöpferische Arbeitslosigkeit, zit. in Anm. 43, S. 70

Medizin als gesellschaftliches Herrschaftssystem: Sackgasse industrieller Zivilisation oder Stadium im Prozeß sozialen Wandels?

C. von Ferber

> *Die ... Medizin stützt eine morbide Gesellschaft, in der die soziale Kontrolle der Bevölkerung durch das medizinische System eine der wichtigsten ökonomischen Aktivitäten ist ... Menschen, die durch ihre industrielle Arbeit und Freizeit verstört, krankgemacht und invalidisiert werden, bleibt nur die Flucht in ein Leben unter ärztlicher Aufsicht, das sie zum Stillhalten verführt und vom politischen Kampf um eine gesündere Welt ausschließt.*
>
> Ivan Illich

Illichs These: Das „radikale Monopol" der Ärzte: medizinische Enteignung von Pflege und Sterben

In den entwickelten Industrieländern hat die Hochleistungsmedizin die Menschlichkeit im Arzt-Patienten-Verhältnis zerstört. Arzt und Patient stehen sich in einer verfremdeten Beziehung gegenüber. Die Patienten sind zum Objekt des organisierten Medizinbetriebes geworden. Der Produktion industrieller Massengüter vergleichbar, haben sich die ärztlichen Dienstleistungen in einer Makrostruktur, im „organisierten oder etablierten Medizinbetrieb", verselbständigt. Diese stellt in den entwickelten Industriegesellschaften einen bedeutsamen Sektor der arbeitsteiligen Herstellung von Gütern und Dienstleistungen dar. Bei der Bereitstellung medizinischer Dienstleistungen, im Medizinsektor der Gesellschaft, nehmen die Ärzte die beherrschende Stellung ein. In mehrfacher Hinsicht sind sie die Nutznießer des „organisierten Medizinbetriebes": als privilegierte Einkommensbezieher, als Manager der Gesundheitsgüterproduktion und als unumschränkte Herren über ihre Patienten. Denn die Macht über den Medizinsektor der Gesellschaft garantiert den Ärzten die soziale Kontrolle über die Bevölkerung, sie sichert ihnen den Zugang zu den wirtschaftlichen Quellen des Wohlstandes und eröffnet ihnen einen weitreichenden politischen Einfluß.

Das Verständnis der in der Medizinkritik keineswegs originellen Aussagen Illichs erleichtert der von ihm eingeführte Begriff des „radikalen Monopols": Im organisierten Medizinbetrieb verwandelt sich die berufliche Autonomie der Ärzte zum radikalen Monopol. „Die ... Medizin stützt eine morbide Gesellschaft, in der die soziale Kontrolle der Bevölkerung durch das medizinische System eine der wichtigsten ökonomischen Aktivitäten ist ... Menschen, die durch ihre industrielle Arbeit und Freizeit verstört, krankgemacht und invalidisiert werden, bleibt nur die Flucht in ein Leben unter ärztlicher Aufsicht, das sie zum Stillhalten verführt und vom politischen Kampf um eine gesündere Welt ausschließt" (Illich, 1977, S. 49, 51).

Das Gegenbild zu der Entfremdung der Patienten, die sie zum Objekt des Medizinbetriebes macht, ist die heile Welt einer noch unentwickelten Arbeitsteilung und einer geringen technischen Naturbeherrschung: „Den Menschen ist die Fähigkeit angeboren, zu heilen, zu trösten, sich fortzubewegen, Wissen zu erwerben, ihre Häuser zu bauen und ihre Toten zu bestatten. Die Mittel zur Befriedigung dieser Bedürfnisse sind nicht knapp, solange die Menschen von dem abhängig bleiben, was sie, *bei marginalem Rückgriff auf Fachleute,* selbst machen und für sich selber machen können" (Illich, 1975, S. 99, Hervorhebung im Text vom Autor).

Die Idylle der Selbstgenügsamkeit, in der jeder des anderen Helfer, Heiler und Pfleger sein kann und nur selten der Beistand eines Arztes benötigt wird, löst sich mit fortschreitender Arbeitsteilung, vor allem aber mit dem zunehmenden Einsatz technischer Hilfsmittel auf: Die dem einzelnen zur Verfügung stehenden Bedingungen zur Befriedigung seiner Grundbedürfnisse (zu heilen, zu trösten, seine Toten zu bestatten) werden knapp, wenn sie durch die Inanspruchnahme arbeitsteilig organisierter und entgeltlich erbrachter Arbeitsleistungen ersetzt werden. „... ein radikales Monopol etabliert sich, wenn die Menschen ihre angeborenen Fähigkeiten, das, was sie brauchen, für sich selbst und die anderen zu machen, im Austausch gegen irgendetwas „Besseres" verlieren, das nur ein beherrschendes Werkzeug produzieren kann" (Illich, 1975, S. 100).

Wenn das Heilen, Trösten, Sterbenden Beistand leisten, Tote bestatten vom organisierten Medizinbetrieb übernommen wird, dann werden die angeborenen, den Menschen auf die Welt mitgegebenen Fähigkeiten einer menschlich lebenswerten Gemeinschaft durch das radikale Monopol der Ärzte ersetzt. Um ihre elementaren Bedürfnisse zu befriedigen, müssen die Menschen sich dem organisierten Medizinbetrieb und dessen Managern unterwerfen. Sie haben ihre Freiheit, mit anderen eine lebenswerte menschliche Gemeinschaft zu gestalten, an einen Apparat verloren, der der kleinen privilegierten Minderheit der Ärzte eine unkontrollierte gesellschaftliche Macht an die Hand gibt.

In ihrem eigenen Interesse müssen die Ärzte auf Machtsicherung bedacht sein und nach Machterweiterung streben. Der organisierte Medizinbetrieb ist die sachliche Grundlage ihrer Herrschaft. Wer diese Basis zerstört, hebt die gesellschaftliche Macht der Ärzte auf. Er stellt die Freiheit der Menschen wieder her und gibt die Handlungsbedingungen für eine lebenswerte menschliche Gemeinschaft frei. Nur ein „politisches Handeln" kann die „Expertenherrschaft" zurücknehmen.

Die dialektische Möglichkeit, daß das „radikale Monopol" des organisierten Medizinbetriebes sich selbst aufhebt, ist bei Illich nicht gegeben. Ebensowenig wie er den sozialgeschichtlichen Entstehungsbedingungen für die Expertenherrschaft der Ärzte nachspürt, verwendet Illich Gedanken auf Auflösungs- und Zersetzungserscheinungen des organisierten Medizinbetriebes. Er entwirft ein dichotomes Weltbild, in dem ein Gesellschaftszustand unentwickelter Arbeitsteilung, geringer technischer Naturbeherrschung und dementsprechend weitgehender Selbstversorgung mit der Situation der entwickelten, vornehmlich westlichen Industrieländer kontrastiert wird.

Illich läßt es offen, wo er die heile Welt medizinischer Selbstversorgung räumlich und zeitlich verorten will, er verspricht seinen Lesern ein Nirgendwo, eine Utopie. Teils unterlegt er ihr die Realität vorindustrieller Zustände, teils suggeriert er eine Vorwegnahme einer nachindustriellen Situation, in der das Monopol des organisierten Medizinbetriebes aufgehoben und die Menschen wieder ihre angeborenen Fähigkeiten zurückgewonnen haben. Dagegen schildert Illich die Herrschaft der Ärzte, die sich auf ein Monopol in der industriellen Arbeitsteilung gründet, und die Entfremdung der Menschen von ihren angeborenen Fähigkeiten für die Gegenwart der westlichen Industrieländer. Vornehmlich aus den USA zieht er Literatur heran, die geeignet erscheint, seine Behauptungen zu stützen.

Unterschiede, wie sie in der Organisation der medizinischen Dienste in den westlichen Industrieländern bestehen, spielen dabei für Illichs Absichten keine Rolle. Die Tendenz seines Buches ist allein darauf ausgerichtet, die Verderblichkeit einer zivilisatorischen Entwicklung anzuprangern, die in eine Sackgasse hineingeführt hat. Die industrielle Arbeitsteilung hat ein System der Entfremdung heraufgeführt und eine ausbeuterische Herrschaft der Dienstleistungsberufe entstehen lassen. Die Ärzte ebenso wie andere Dienstleistungsberufe – und darin unterscheidet sich seine Analyse von der Kritik wirtschaftlicher Macht – beuten nicht primär Arbeitskräfte aus, sondern ihre Klienten. Die Abhängigkeit der Menschen von den Dienstleistungsberufen entsteht nicht mit der Notwendigkeit, die Arbeitskraft den Kapitalbesitzern zur Verfügung zu stellen. Vielmehr führt der Zwang, elementare Bedürfnisse nur mit Hilfe fremder Dienstleistungen befriedigen zu können, in die Ausbeutung hinein.

Die Ärzte haben die Handlungsbedingungen zur Befriedigung der Gesundheitsbedürfnisse monopolisiert. Die Legitimation ihrer Herrschaft wird von Illich in Frage gestellt. Für ihn gibt es keine überlegene, wissenschaftlich begründete Kompetenz der Medizin, Krankheiten zu erkennen, zu heilen, Krankheitsrisiken abzuwehren. Ja, er erklärt apodiktisch: „Die etablierte Medizin hat sich zu einer ersten (ernsten?) Gefahr für die Gesundheit entwickelt. Die lähmenden Folgen, die eine von professionellen Standesorganisationen ausgeübte Kontrolle über das Gesundheitswesen hat, erreichen mittlerweile die Ausmaße einer Epidemie ... Den Gesundheitsberufen steht ein beispielloser Kehraus bevor ... Ich behaupte nun, daß der Laie, und nicht der Arzt, potentiell den Überblick und die effektive Macht besitzt, der heutigen iatrogenen Epidemie ein Ende zu setzen" (Illich, 1977, S. 9, 10).

Illich – so können wir an dieser Stelle zusammenfassen – entwickelt eine alternative Medizin. Er stellt die Schulmedizin nicht durch eine veränderte Praxis in Frage. Das brächte ohnehin nichts Neues. Denn seit Kneipp, Prießnitz und Schroth werden dem Anspruch einer naturwissenschaftlich begründeten Medizin immer wieder Heilverfahren entgegengesetzt, die sich auf alternative Einsichten zur Schulmedizin, meist irrationaler Art, stützen. Illich wirbt für seine Alternative zur etablierten Medizin nicht dadurch, daß er den Ärzten praktische Konkurrenz macht. Er öffnet sich nicht den Heilserwartungen hilfesuchender Patienten durch Abhalten von Sprechstunden, durch Massenheilungen oder durch den Verkauf von Heilmitteln. Er predigt die Umkehr auf einem Weg, auf dem die Hilfe bei anderen gesucht wird, die in der Heilung von Krankheit überlegener erscheinen. Illich wirft die Patienten auf sich selbst zurück. Sie sollen das Heil ihrer Gesundung in ihren eigenen Kräften oder bei ihrer nächsten Umgebung suchen. Er vertritt ein anderes „Konzept der Medizin", wie Rothschuh (1978) es sehr treffend genannt hat, denn er legt eine alternative Begründung für Krankheit, für Krankheitsentstehung und für das Heilen von Krankheiten vor. Seine Begründung will die herrschende Medizin entbehrlich machen, den Glauben an ihre Wirksamkeit zerstören und die Augen für ihre Schädlichkeit öffnen. Illichs Publikum dürften daher wohl kaum die Kranken sein, die ihre Hoffnung auf den richten, der ihnen Heilung verspricht. Illich wendet sich an die Gesunden bzw. an die „gesunden Kranken", die kein Leidensdruck umtreibt. Er mobilisiert diejenigen, die einen Sündenbock für ihre intellektuelle Unrast suchen.

Illich strebt die Entmythologisierung der Medizin an, er will die Arzt-Patienten-Beziehungen auf eine illusionslose Grundlage stellen. Dabei verwechselt er − so scheint es − Desillusionierung mit Vermittlung von Kompetenz. Die Belehrung über die Schädlichkeit der etablierten Medizin gibt dem Leser keine Handlungskompetenz, sich oder seinen Angehörigen im Krankheitsfall zu helfen, ja noch nicht einmal ein gesundheitsbewußtes Leben zu führen. Die radikale Umkehr in die Selbsthilfe, die Illich predigt, entspringt einem Mangel an Vertrauen in arbeitsteilige Formen der Vergesellschaftung überhaupt. Wer auf die gegenseitige Abhängigkeit, die unausweichlich die Kehrseite einer arbeitsteiligen Vergesellschaftung bildet, mit Mißtrauen reagiert und den Rückzug auf die Selbsthilfe der Primärgruppen fordert, zu dem ist eine für die Soziologie grundlegende Einsicht bisher nicht vorgedrungen.

Illichs Trugschluß: Medizinkritik ist noch keine alternative Medizin

Arbeitsteilige Beziehungen, aber auch Herrschaftsbeziehungen gründen sich nicht allein auf Nützlichkeitserwägungen, sei es auch in der Form, daß man negative Sanktionen von seiten der Herrschenden vermeiden möchte: Kränke nicht deine Ärzte, sie könnten es dir heimzahlen, wenn du ihre Hilfe brauchst! Arbeitsteilige Beziehungen und Herrschaftsverhältnisse beruhen auf einem Vorschuß an Vertrauen. Sie rechtfertigen sich durch den Glauben an gesellschaftliche Werte, die durch die gesellschaftliche Arbeitsteilung und durch Herrschaftsbeziehungen verwirklicht werden.

Der Glaube an die Überlegenheit der Medizin, im Krankheitsfall wirksamer zu helfen, mehr Handlungschancen als vorwissenschaftliche Heilpraktiken zu bieten, um Krankheiten zu bewältigen und sich vor vermeidbarem Sterben zu schützen, bildet eine elementare gesellschaftliche Bedingung des Arzt-Patienten-Verhältnisses. Dieser Glaube stützt sich auf die Anerkennung gesellschaftlicher Werte. Als eine handlungsbegründende und -leitende Erkenntnis steht die Medizin bzw. die ihr zugerechneten Wissenschaften unter gesellschaftlichen Grundentscheidungen, die nicht jederzeit für jedermann zur Disposition stehen und nur mit zureichenden Gründen verändert werden können. Eine Kritik solcher Grundentscheidungen kann nicht bei dem Aufweis negativer Konsequenzen stehenbleiben, sondern muß ihre positiven Wirkungen ebenfalls im Blick haben, wenn sie ein alternatives Konzept vorschlagen will.

Die Medizin der entwickelten Industrieländer hat sich unter allen theoretisch denkbaren und größtenteils auch historisch realisierten Begründungen für ihr therapeutisches Handeln auf einige Grundprinzipien festgelegt:
— Natürliche Ursachen für die Entstehung von Krankheiten anzunehmen und sich im Prinzip auf wissenschaftliche Erklärungen zu verlassen, in jedem Falle aber auf magische oder religiöse Begründungen zu verzichten.
— Therapeutische Verfahren hinsichtlich ihrer Wirksamkeit einer kritischen Erfahrungskontrolle zu unterwerfen und den Einfluß traditionaler Handlungsanweisungen „Das haben wir immer so gemacht!" so weit als möglich zurückzudrängen.
— Die Wissenschaften, die zur Erforschung der Ursachen von Krankheiten beitragen und die Erfahrungskontrolle therapeutischer Verfahren unterstützen und anleiten, nach den Prinzipien der Öffentlichkeit und der Konkurrenz zu organisieren und ihre Aussagen an anerkannte und überzeugungsfähige Beweisverfahren zu binden.
— Die medizinische Ausbildung und die ärztliche Berufsausübung an Standards zu messen und einer öffentlichen Kontrolle zugänglich zu machen.
— Die Arzt-Patienten-Beziehungen rechtlich zu sichern und ethisch zu legitimieren.

Wie alle sozialen Normen gelten diese Grundentscheidungen nur insoweit, als wirksame Sanktionen ihre Einhaltung verbürgen, eine Übertretung zu Reaktionen sanktionierender Instanzen führt. Wer da auch immer das Auseinanderfallen von Norm und Wirklichkeit kritisieren will, wer wie Illich Beispiele dafür aufruft, daß es an ausreichender Erkenntnis der für die Therapie wesentlichen Krankheitsursachen mangelt oder daß die kritische Erfahrung in der Kontrolle therapeutischer Verfahren versagt, kann daher kaum in Verlegenheit geraten. Denn jedes Konzept der Medizin, das auf einsichtige und widerspruchsfreie Weise die Erkenntnis der Krankheitsursachen mit der Therapie verknüpft und die Praxis nach diesem Konzept ordnet, gerät unweigerlich in einen Konflikt mit der Realität. Je geschlossener ein Konzept der Medizin sich in der Praxis zu verwirklichen strebt, desto stärker kontrastiert es zur Wirklichkeit des Arzt-Patienten-Verhältnisses. Das Auseinanderfallen von Programm und Realität wird permanent und ruft geradezu nach Medizinkritik. Dem geltenden Konzept der Medizin entzieht diese Kritik die Legitimation nicht bereits dadurch, daß sie seinen Schwächen ein alternatives Konzept entgegenstellt. Ein in der Praxis realisiertes Konzept der Medizin wird kaum durch Theorie und Rhetorik, sondern nur durch eine alternative Praxis widerlegt. Solange Illich keine Anhänger gewinnt, die zur Selbstbehandlung schreiten, anstatt den Arzt zu rufen, nährt seine Lehre von der Marginalisierung der Ärzte das intellektuelle Feuer der Medizinkritik. Für die Gesunden verniedlicht er Krankheit und Tod zum Papiertiger. Kranken bringt er keine Hilfe, Sterbenden keinen Trost. Ärzten und Krankenschwestern weiß er nichts zu sagen, weil er ihnen eine Umkehr auf dem falschen Weg nicht mehr zutraut.

Illichs Lehre ist eine soziale Utopie. Sie kleidet sich in eine sozialwissenschaftliche Sprache: „Radikales Monopol", „Kapitalistischer Medizinbetrieb", „Begrenzung der industriellen Produktionsweise". Sie verwendet Elemente soziologischer Theorie: Herrschaft durch Monopolisierung lebenswichtiger Chancen, Professionalisierung, Entfremdung. Allerdings verzichtet Illich auf Überzeugung durch schlüssige Argumentation. Im Eifer zu sagen, was sein sollte, vergißt er zu untersuchen, was ist. Illich immunisiert seine Gedanken gegen theoretische Einwände und erfahrbare Tatsachen. Er läßt nur die Aussagen in sein Buch herein, die sich seinen Absichten beugen.

Gleichwohl muß seine Analyse der gesellschaftlichen Realität der Medizin soziologisch ernst genommen werden. Denn sie beansprucht für die entwickelten Industrieländer ein alternatives Konzept der Medizin zu begründen. Illichs Kritik der Medizin der Gegenwart macht Aussagen über die gesellschaftliche Realität. Auch können seine Hoffnungen auf entmedikalisierte gesellschaftliche Verhältnisse, in denen die Selbsthilfe die Ärzte marginalisiert hat, nur auf der Grundlage veränderter Handlungsbedingungen in der Bewältigung von Krankheit und Sterben verwirklicht werden. Illichs soziale Utopie enthält einen Kern soziologischer Aussagen über gesellschaftliche Realität. Diese Aussagen sind einer Überprüfung zugänglich. Sind sie methodisch zulässig oder verletzen sie bekannte Regeln einer richtigen Formulierung theoretischer Sätze in der Soziologie (erkenntnistheoretische Mißverständnisse)? Gibt es gesellschaftliche Tatsachen, die gerade den zentralen Behauptungen Illichs widersprechen (medizinsoziologische Ignoranz)? Gründen sich seine Prognosen über die Zukunft der Medizin auf beobachtbare und wirksame gesellschaftliche Trends (sozialer Wandel und gesellschaftliche Macht der Ärzte)?

Den soziologischen Gehalt der sozialen Utopie Illichs werden wir in den folgenden Ausführungen unter drei Aspekten überprüfen:
1. Unter dem Aspekt der Theoriekonstruktion. Wie ist das Verhältnis von Theorie und sozialer Wirklichkeit bei Illich methodisch begründet?
2. Unter dem Aspekt der Wirklichkeitserfassung. Welche für seine Aussagen wesentlichen Sachverhalte werden nicht zur Kenntnis genommen, verdrängt und unterschlagen?
3. Unter dem Aspekt der Prognose. Auf welche Bedingungen sozialen Wandels gründet Illich seine Erwartungen für die Verwirklichung eines alternativen Konzepts der Medizin?

Erkenntnistheoretische Mißverständnisse

Illichs Analysen leiden unter drei offensichtlichen methodischen Schwächen. Er unterschätzt die Reichweite von Aussagen, die über die Medizin als ein gesellschaftliches Teilsystem, über den „organisierten Medizinbetrieb" gemacht werden. Das Alltagshandeln der Menschen wird nur in Grenzen durch Systemzusammenhänge gesteuert. In der Einschätzung von Systemanalysen hat sich in der soziologisch-theoretischen Diskussion im vergangenen Jahrzehnt ein tiefgreifender Wandel vollzogen, den Illich nicht bemerkt hat, obwohl er auch außerhalb der Soziologie wirksam geworden ist.

Illich unterschätzt den möglichen Realitätsgehalt soziologisch-theoretischer Aussagen. Theoretische Aussagen über gesellschaftliche

Realität sind gedankliche Konstruktionen (Weber, 1951; Parsons, 1937), mit deren Hilfe wir die Beobachtung gesellschaftlicher Vorgänge verbessern oder uns ein Verständnis der gesellschaftlichen Realität erschließen. Sie sind jedoch keine Abbildung der gesellschaftlichen Verhältnisse selbst!

Illich vertritt in der Begründung seiner Prognosen eine idealistische und eine dezisionistische Position. Er setzt für den sozialen Wandel der Medizin auf Bewußtseinsänderungen der Laien oder auf politische Eingriffe. Er verzichtet auf eine unschwer mögliche differenzierte Analyse der gesellschaftlichen Bedingungen, auf die sich der Einfluß der Ärzte gründet, und deren Wandel.

Die Unterschätzung der Reichweite systemtheoretischer Aussagen

Arzt-Patienten-Beziehungen sind interaktive Beziehungen. Personen, die einander von Angesicht zu Angesicht begegnen, bewältigen alltägliche Probleme. Ärzte und Patienten beginnen dabei nicht auf einem naiven Naturzustand, sondern greifen auf Vorverständnisse, auf sprachliche Symbole, auf organisatorische Hilfsmittel und auf technische Erleichterungen zurück. Jede Arzt-Patienten-Beziehung ist daher eine sinnhaft, sprachlich, organisatorisch und technisch vermittelte Sozialbeziehung.

Die Vermittlung interaktiver Beziehungen machen wir uns soziologisch als einen Prozeß der sozio-kulturellen und sozio-technischen Stilisierung des Verhaltens verständlich. Elias (1969) hat hierfür die Bezeichnung „Prozeß der Zivilisation" vorgeschlagen und zugleich auf die Persönlichkeitsveränderungen aufmerksam gemacht, die mit solchen Vermittlungen des alltäglichen Verhaltens verbunden sind. Die technische und organisatorische Vermittlung interaktiver Beziehungen kann sich in kurzer Zeit in eindrücklicher Weise verändern, etwa mit dem Vordringen der Laboratoriumsmedizin, mit einer wirksamen Arzneimitteltherapie oder mit der Konzentration der Diagnostik und der Therapie in großen Krankenhäusern etc. Jedoch wäre es ein Trugschluß, solchen vielleicht als dramatisch erlebten Veränderungen in den technischen oder organisatorischen Handlungsbedingungen einen eindeutigen Handlungswert beilegen zu wollen. Die sinnhaften, sprachlichen, organisatorischen und technischen Handlungsbedingungen der Arzt-

Patienten-Beziehung bewirken keineswegs nur eine Einengung und Beschränkung des Handlungsspielraums. Vielmehr vermehren sie mit den Handlungsbedingungen der Interaktion auch die Anzahl der Entscheidungsalternativen.

Die Einrichtung von Intensivpflegestationen – für Illich geradezu ein Symbol der Unterwerfung des Menschen unter eine technisch perfektionierte Pflege, also die übermedikalisierte Situation schlechthin – schafft eine Vielzahl von neuen Handlungsalternativen. Sie macht kritische Situationen beherrschbar, für die es in der Regel vordem nur den tödlichen Ausgang gab. Sie macht die Einleitung, die Indikation zur Intensivpflege zum Entscheidungsproblem.

Letzteres gilt für alle aufwendigen diagnostischen und therapeutischen Verfahren. Bei ihnen stellt sich allgemein heute die entscheidungstheoretische Frage, zwischen maximaler Risikoabdeckung – alle Patienten, für die irgendwie ein solches Verfahren indiziert erscheint, werden ihm auch ausgesetzt (maximal coverage) – und optimaler Risikoabdeckung zu unterscheiden – nur die Patienten, bei denen es nachweislich einen Erfolg verspricht, werden mit dem Verfahren diagnostiziert oder behandelt (optimal coverage). Ähnliches gilt für organisatorische Vermittlungen des Arzt-Patienten-Verhältnisses, z.B. den sozialstaatlichen Ausbau des Gesundheitswesens. Auch hier können wir beobachten, daß unter Abwägung aller Handlungsbedingungen die Anzahl der Alternativen für die Patienten zunimmt. Dies gesteht auch Illich zu, nur bewertet er den größeren Handlungsspielraum der Patienten in der Inanspruchnahme medizinischer Dienstleistungen als Übermedikalisierung – und vergißt danach zu fragen, ob bei steigenden Interventionsmöglichkeiten der Medizin und der sozialstaatlichen Einrichtungen nicht auch die Grenzen des objektiven Bedarfs verändert werden. Der Anteil der Nichtinanspruchnahme medizinischer Dienstleistungen kann trotz Erweiterung des Angebots unverändert bleiben!

Eine Systemanalyse isoliert die Veränderungen, die sich in den organisatorischen und technischen Vermittlungen von Interaktionen vollziehen. Sie erlaubt keinen Rückschluß auf die Interaktionen selbst. Die Kenntnis der organisatorischen und technischen Bedingungen des Handelns macht eine Untersuchung der hierdurch vermittelten Interaktionen nicht entbehrlich. Für diese gilt, daß die zueinander in Beziehung tretenden Personen über die Bedeutungen verfügen können, die sie der Situation beilegen. Selbst in der Situation des Sterbens im Krankenhaus, die den Handlungsspielraum auf den drohenden Exitus einengt, verfügen der Sterbende und seine Pfleger über das Wissen um den nahenden Tod, ob sie es miteinander teilen wollen oder nicht, und wie sie ihr gegenseitiges Verhalten unter der Sterbegewißheit verstehen und verstanden wissen wollen. [Bezeichnenderweise fehlt in Illichs ausführlicher Darstellung der Sterbesituationen im „organisierten Medizinbetrieb" das in dieser Frage bahnbrechende Buch von Glaser und Strauss (1974).]

Für die unendlich vielen Situationen, unter denen Ärzte und ihre Klienten einander tagtäglich begegnen, steht ein bisher kaum annähernd bekannter Bestand an sozialen Bedeutungen zur Verfügung. Ob und wie Arzt und Patient einander verstehen, ob und in welchem Umfang ihre Interpretationen miteinander zur Deckung kommen, gehört zu den faszinierendsten und zunehmend auch praktisch wichtigen Fragen in der Erforschung der Arzt-Patienten-Beziehungen. Die Entdeckung beispielsweise, daß die Patienten die ihnen verordneten Medikamente nicht nehmen, die therapeutischen Ratschläge des Arztes nicht befolgen und daß die gesundheitliche Aufklärung keine Verhaltensänderung bewirkt, unterstreicht die Unabhängigkeit, mit der die Patienten sich gegenüber den Erwartungen der Ärzte verhalten. Offensichtlich messen sie den Anweisungen der Ärzte eine ganz andere als die von diesen unterstellte Bedeutung bei.

Dem Soziologen ist die Bruchstelle bekannt, an der unsere Erkenntnis über die organisatorischen und technischen Bedingungen mit dem Wissen über die Interaktion nicht zur Deckung kommt. Soziologisch-theoretisch gesehen liegt diese Bruchstelle zwischen einer Systembetrachtung, die sich auf die technischen und organisatorischen Vermittlungen des sozialen Handelns konzentriert, und einer interaktionistischen Perspektive, die sich dem Verständnis der Interaktionen selbst zuwendet. Keiner der beiden theoretischen Aspekte kann den anderen ersetzen und dessen Probleme mit abdecken. Aussagen über die Arzt-Patienten-Beziehungen können aus einer Systemanalyse des Gesundheitswesens nicht hergeleitet werden, und umgekehrt können Untersuchungen über die Interaktion von Arzt und Patient keine zuverlässigen Informationen über das Gesundheitssystem liefern.

Illichs Utopie vom „radikalen Monopol der Ärzte" ist eine systemanalytische Betrachtung, die die Veränderungen in den Interaktionen zwischen Arzt und Patient darstellen will. Sie verfolgt die Absicht, die Zerstörung der Arzt-Patienten-Beziehungen im organisierten Medizinbetrieb nachzuweisen, ja, die Gesundheitsschädlichkeit und die Gefährlichkeit jedes Besuches beim Arzt dramatisch vor Augen zu führen. Doch verfährt Illich methodisch dabei wie ein Arzt, der seinem Patienten eine Brille verschreibt, damit er besser hören kann. Die Systemanalyse vermag uns zu lehren, wie wir soziale Strukturen besser sehen können. Doch wollen wir in Erfahrung bringen, wie Menschen miteinander interagieren, dann werden wir auf die Bedeutungen hören müssen, über die sie sich untereinander verständigen und mit deren Hilfe sie ihre alltäglichen Probleme lösen.

Theorie, Ereignisse, Fakten und soziale Realität

Illich – und darin liegt die selbstverständliche Freiheit des Schriftstellers – unterscheidet in seiner sozialen Utopie nicht zwischen bildhafter Konstruktion und gesellschaftlicher Wirklichkeit. Er beläßt seine Leser im guten Glauben, daß seine Schilderung von alledem, was so in und mit der Medizin gegenwärtig geschieht, wahr ist, wahr in dem Sinne, wie ein Zeitungsbericht oder ein wissenschaftliches Feuilleton beansprucht, für wahr gehalten zu werden. Dies mag bei der Schilderung von Fakten oder Ereignissen für die Verarbeitung durch den Leser keine Probleme aufwerfen. Wer sich in dieser Hinsicht auf Illich beruft, kann damit rechnen, daß er seine Angaben bestätigt oder korrigiert sieht. In beschränktem Umfang hat er die Möglichkeit, die Richtigkeit solcher Angaben selber zu überprüfen.

Ganz anders jedoch verhält es sich mit der Bewertung und Einordnung solcher Fakten und Ereignisse durch theoretische Konstruktionen. Sie verleihen den Tatsachen eine allgemeinere, über das mitgeteilte Ereignis oder das Faktum hinausreichende Bedeutung. Theoretische Konstruktionen eröffnen eine Perspektive, unter der die gesellschaftliche Realität geordnet wird. Sie ermöglichen allererst eine Orientierung, sich in der gesellschaftlichen Wirklichkeit auch urteilend und handelnd zurechtzufinden.

Um hier ein Beispiel dafür zu geben, wie theoretische Konstruktionen und Mitteilung von Ereignissen einander bei Illich durchdringen. Er will seinen Lesern verständlich machen, wie die „soziale Kontrolle" (ein soziologisch-theoretischer Begriff), die die Ärzte über die Bevölkerung ausüben, sich an einem neuen Verständnis der Vermeidbarkeit vorzeitigen Sterbens festmacht. Er leitet ein mit „Gewerkschaftliche Forderung nach dem natürlichen Tod" überschriebenes Kapitel wie folgt ein:

„In unserem Jahrhundert endlich wurde ein geradezu hypochondrisch umsorgter Tod unter der Pflege klinisch ausgebildeter Ärzte erstmals als Bürgerrecht verstanden. Die medizinische Altersversorgung wurde in die Tarifverträge der Gewerkschaften aufgenommen ... Die lebenslange ärztliche Betreuung war nunmehr ein Dienst, den die Gesellschaft allen ihren Mitgliedern schuldete." Er fährt dann fort, indem er eine als Tatsache mitgeteilte „gewerkschaftliche Forderung" mit einem soziologisch-theoretischen Begriff, „soziale Kontrolle", verbindet, der die umfassende gesellschaftliche Macht der Ärzte symbolisiert. Dies geschieht in der für die soziologische Fachsprache eigentümlichen Ambivalenz von abstrakter Terminologie und umgangssprachlicher Dämonologie (Wem gruselte nicht ein wenig bei dem Ausdruck „soziale Kontrolle"?): „Vor allem aber bekräftigt dieses neue Bild des Todes eine soziale Kontrolle ganz neuen Ausmaßes. Die Gesellschaft ist nunmehr dafür verantwortlich, den Tod eines jeden zu verhindern." Illich schließt dann zur Bekräftigung mit der persönlichen Mitteilung eines selbst erlebten Ereignisses: „Ich weiß von einer Frau, die einen – mißglückten – Selbstmordversuch machte. Sie wurde im Koma, mit zwei Kugeln in der Wirbelsäule, ins Krankenhaus eingeliefert. Unter heroischen Anstrengungen erhielt der Chirurg ihr Leben, und er betrachtet ihren Fall als Erfolg: Sie lebt, aber sie ist völlig gelähmt; keine Sorge also, daß sie je wieder Selbstmord begehen könnte" (Illich, 1977, S. 227, 228).

Sehen wir von der interpretationsbedürftigen, ja mißverständlichen Verwendung der berichteten Fakten in diesem Zusammenhang einmal ab (soll z.B. seine persönliche Mitteilung andeuten, daß Illich Querschnittslähmung als lebensunwertes Leben versteht?!), dann bleibt hier wie an anderen Stellen der Gebrauch theoretischer Begriffe wie „soziale Kontrolle" oder „radikales Monopol" gaukelhaft. Illich leitet seine begrifflichen Konstruktionen nicht ab, er begründet sie nicht und stellt sie in keinen systematischen Zusammenhang. Bei dem Leser muß daher der Eindruck entstehen, daß die Leitbegriffe sich von selbst verstehen. Doch die Sicherheit trügt.

Sozialwissenschaftliche Begriffe bilden die gesellschaftliche Wirklichkeit nicht ab, sondern sind Orientierungshilfen für die Erfahrung. Sie sind Konstruktionen, die es ermöglichen, gesellschaftliche Erfahrungen zu ordnen. Als Ordnungsbegriffe stehen sie einer ständigen Korrektur durch die Erfahrung offen. Der Bezug, den solche Begriffe wie „soziale Kontrolle" oder „radikales Monopol" zur Wirklichkeit haben, muß konkret ermittelt werden. Welche Erfahrungen sie abzudecken vermögen, muß präzisiert werden. Der von Illich eingeführte Begriff des „radikalen Monopols" z. B. soll Erfahrungen mit der sozialen Herrschaft der Ärzte ermöglichen. Um konkrete Ereignisse und Fakten dem Begriff zuordnen zu können, bedürfte es jedoch der Angaben von Entscheidungskriterien („Indikatoren"), ob z. B. die Selbstmedikation und Selbstbehandlung oder die unbehandelte Krankheit – beides gibt es auch und gerade in medizinisch gut versorgten Gebieten in einem nicht unerheblichen Umfang – dem „radikalen Monopol" der Ärzte widerspricht oder nicht. Oder – um ein anderes Beispiel zu geben – die „soziale Kontrolle", die die Ärzte über die Bevölkerung ausüben, wird von Illich immer wieder an der Medikalisierung des Sterbens festgemacht. Als ein Indiz für die Medikalisierung des Sterbens wertet Illich die Zunahme der Sterbefälle in den Krankenhäusern. Sie erreichen gegenwärtig etwas über 50% aller Todesfälle. Doch was müssen wir an diesen Fakten als einen Ausdruck der Medikalisierung des Sterbens werten, etwa daß das Sterben im Krankenhaus zugenommen und – offenbar – einen Schwellenwert von 55–60% aller Todesfälle erreicht hat? Oder bedeutet es eine Medikalisierung des Sterbens, wenn Krebspatienten nach einem häufig über Jahre sich hinstreckenden Wechsel von Krankenhausbehandlung und Familien- bzw. Heimpflege im Krankenhaus sterben? Sollen wir gar die Alternative, daß diese Patienten auch im moribunden Stadium ihren Angehörigen und Nachbarn anvertraut werden, die sie ohnehin die überwiegende Zeit während der Krankheit pflegen, als einen Schritt zur Humanisierung des Sterbens verstehen?

Sozialwissenschaftliche Begriffe oder Theorien, die soziale Wirklichkeit erklären und verändern wollen, müssen die gesellschaftliche Erfahrung ihrer Adressaten anleiten können. Dem Leser muß es möglich sein, mit Hilfe der bereitgestellten begrifflichen Raster seine Alltagserfahrungen zu ordnen, neu zu bewerten und besser zu verstehen. Nach einer Lektüre von Illichs Analysen des organisierten Medizinbetriebes müßte es dem Leser gelingen, seine Erlebnisse in der ärztlichen Sprechstunde, seine Erfahrungen im Krankenhaus und mit den Krankenversicherungen unter einer neuen, theoretisch angeleiteten Perspektive wiederzuerkennen und in einem gesellschaftlichen Zusammenhang zu verstehen. Aus diesem Grund müssen sozialwissenschaftliche Begriffe und Theorien offen sein für Erfahrungen, nicht nur für diejenigen des Theoretikers, an denen er seine Begriffe erläutert, sondern gerade auch für die Erfahrungen des Mannes auf der Straße, der seine Wahrnehmung von Ereignissen und gesellschaftlichen Prozessen auf den Begriff bringen möchte. Für ihn sind Entscheidungskriterien unentbehrlich, die ihn gegenüber seinem Alltag allererst urteilsfähig machen. Denn nicht schon die plakativen Begriffe selbst, wie „radikales Monopol" oder „soziale Kontrolle", sondern erst die Kriterien ihrer Anwendung auf die Erscheinungen der gesellschaftlichen Wirklichkeit erlauben es, die vielgestaltige und diffuse Alltagserfahrung nach wesentlich und unwesentlich zu sondern.

Der hier skizzierte methodische Grundsatz ist nicht neu, er steht am Anfang einer systematischen Begründung der Soziologie in Deutschland. In diesem Sinne hat bereits Max Weber in seinem grundlegenden Aufsatz zur ,,„Objektivität" sozialwissenschaftlicher und sozialpolitischer Erkenntnis' (1904) den sozialwissenschaftlichen Begriffen die Funktion zugewiesen, „der Hypothesenbildung die Richtung zu weisen". Ein sozialwissenschaftlicher Begriff ist keine „Darstellung der Wirklichkeit, aber sie will der Darstellung eindeutige Ausdrucksmittel verleihen" (1951, S. 190, 191).

In ähnlichem Sinne versteht sich heute die Analyse sozialer Systeme. Die Rekonstruktion gesellschaftlicher Zusammenhänge, die in der Systemanalyse geleistet wird, repräsentiert im Modell nie eine absolute, sondern stets eine virtuelle (d.h. eine nur als Möglichkeit gegebene) Realität (Händle u. Jensen, 1974, S. 25).

Hinter diesem Grundsatz sozialwissenschaftlicher Methodologie bleibt Illichs Analyse in zweifacher Hinsicht zurück:
1. Sie leitet keinen Lernprozeß ein. Illichs Begriffe erweisen sich als blind gegenüber jeglicher Erfahrung. Sie können der „Hypothesenbildung keine Richtung weisen". Sie schaffen dem Mann auf der Straße nicht das Urteil.
2. Sie entwerfen ein trügerisches Bild von der gesellschaftlichen Realität. Wenn sozialwissenschaftliche Begriffe nicht die Wirklichkeit darstellen, sondern nur eine denkmögliche, eine virtuelle Realität repräsentieren, dann enthalten sie keine Aussagen über die soziale Wirklichkeit.[1]

---

1 Um kein Mißverständnis aufkommen zu lassen: Sozialwissenschaftliche Begriffe sind deswegen nicht leer, weil sie keine Realität abbilden. Sie setzen uns durchaus instand, unsere gesellschaftlichen Erfahrungen zu ordnen, sie zu bewerten und sie in Zusammenhängen zu verstehen, die die Ereignisse des Alltags unter einer neuen Sinnperspektive zusammenfassen

Wer seine Leser hierüber im Unklaren beläßt, wiegt sie in einen falschen Schein. Diese können den Wirklichkeitsgehalt der tragenden Begriffe nicht prüfen und müssen sich den autoritativen sprachlichen Gesten des Autors anvertrauen. Was nun die Verbreitung trügerischer Gewißheit anbelangt, so läßt Illich alle Skrupel fallen, die er gegenüber der Medizin an den Tag legt: „Die Medizin untergräbt die Gesundheit nicht nur durch direkte Aggression gegen den einzelnen, sondern auch durch die Auswirkung ihrer gesellschaftlichen Organisation auf die ganze Umwelt ... Soziale Iatrogenesis bezeichnet eine ätiologische Kategorie, die viele Erscheinungsformen umfaßt. Sie herrscht dort vor, wo die medizinische Bürokratie Krankheit produziert, indem sie den Streß verschärft oder lähmende Abhängigkeiten vermehrt, indem sie neue quälende Bedürfnisse erzeugt oder die Toleranzschwellen für Unbehagen oder Schmerz senkt, indem sie den Spielraum einschränkt, den die Mitmenschen dem Leidenden zugestehen, oder indem sie sogar das Recht auf Selbstheilung abschafft. Soziale Iatrogenesis liegt vor, wenn Gesundheitspflege sich in eine standardisierte Massenware verwandelt; wenn jegliches Leiden ins Krankenhaus verbannt wird und das Heim des Menschen keine Heimstatt mehr für Geburt, Krankheit und Tod bietet; wenn die Sprache, in der der Mensch seinen Körper erfährt, zu einem bürokratischen Kauderwelsch gerät; oder wenn Leiden, Trauer und Heilung, soweit außerhalb der Patientenrolle geschehend, als Formen der Abweichung abgestempelt werden" (Illich, 1977, S. 48/49).

Die beiden Defizite seiner Begriffsbildung, die Immunisierung gegen Erfahrung und die Vorspiegelung einer gesellschaftlichen Wirklichkeit, machen die Verbreitung von Illichs Analysen zu einer missionarischen Angelegenheit. Wer Illichs Aussagen vertraut, muß stark im Glauben sein. Die Beachtung, die seine Schriften zur Medizin in der Öffentlichkeit gefunden haben, bezeugen daher eher die Bereitschaft, soziale Dogmen zu glauben, als die Fähigkeit, aus gesellschaftlichen Erfahrungen zu lernen!

Medizinsoziologische Verkennungen

Illichs Panorama der Medizin ist schlicht. Ungeachtet der vielen Details, die ihm aus persönlichen Erfahrungen, aus der Tagespresse und aus der Literatur zugetragen werden, bleibt die Markierung einfach. Der Leser lernt sehr bald, daß die Medizin in den Industrieländern Luxus- und Scheinbedürfnisse befriedigt. Die Medizin ist hier zum Selbstzweck geworden, der Kranke ihr Objekt. Er dient dazu, dem organisierten Medizinbetrieb Amortisation und Einkommen zu sichern. Nur die Rückkehr zur Laien- und Selbsthilfe vermag die Menschlichkeit im Umgang mit Krankheit und Gesundheit wiederherzustellen. Stets sind die Menschen gut beraten, wenn sie die Ärzte und das Krankenhaus meiden, gleich ob sie ihre Gesundheit erhalten, sich vor vermeidbarer Krankheit schützen, sich und ihren Angehörigen in der Krankheit helfen oder ein menschenwürdiges Sterben bereiten wollen. Erst wenn die Übermedikalisierung überwunden und die Marginalisierung der Mediziner erreicht ist, können die Menschen hoffen, von der Epidemie der Iatrogenesis geheilt zu werden.

In dieses schlichte Weltbild passen die Forschungsergebnisse der Epidemiologie über die Verteilung der Krankheiten in der Bevölkerung ebensowenig hinein wie die Vorschläge der Medizinsoziologen zur Verbesserung der medizinischen Versorgung. Ja, sie können noch nicht einmal hoffen, überhaupt bemerkt oder diskutiert zu werden. Wie jede Lehre, die den Bezug zur Erfahrungswirklichkeit abgebrochen hat, so stellt auch Illichs Utopie jeden unter einen allgemeinen Ideologieverdacht, der unabhängig von ihren Prämissen die Situation der Medizin erforscht. Epidemiologen und Medizinsoziologen werden daher bei Illich vergeblich nach Lösungen für Probleme suchen, bei denen sie selbst an die Grenzen des etablierten Medizinbetriebes geraten. Wir wollen zwei solcher Probleme hier erörtern:
1. Das Ausmaß unbehandelter Krankheit, bei der allein die Behandlung durch den Laien oder durch den Arzt vor vermeidbarem Sterben oder vermeidbarer Behinderung schützen kann, und
2. die Bedingungen der Kooperation von Laien und Ärzten zum Zweck einer wirksameren Bewältigung von Krankheit, Behinderung und Sterben.

Falls die These von Illich richtig ist, daß die Entwicklung der Medizin die Schwelle des Bedarfs an medizinischen Dienstleistungen längst überschritten hat und bereits zur Befriedigung von Scheinbedürfnissen übergegangen ist, dann dürfte es unbehandelte Krankheit, bei der die Nichtbehandlung schädlich ist, in nennenswertem Umfang nicht mehr geben.

Falls Illichs These richtig ist, daß der organisierte Medizinbetrieb und die Laien- bzw. Selbsthilfe sich besser trennen sollten, dann dürfte ein Fortschritt für die Erweiterung der Chancen gesunden Lebens von einer Kooperation zwischen Medizinbetrieb und Laienaktivitäten nicht zu erwarten sein.

Unbehandelte Krankheit

Die Dichte des Angebots an medizinischen Dienstleistungen ist ein ungeeigneter Maßstab, um den Stand der medizinischen Versorgung abzubilden. Die Anzahl der Ärzte, der Krankenhausbetten und des Pflegepersonals sagt nichts darüber aus, welche Bedürfnisse nach medizinischer Behandlung damit abgedeckt werden. Eine Bedarfsplanung der medizinischen Versorgung, die sich nicht damit begnügen will, Bevölkerungsziffern und Ärzte- bzw. Bettenangebot miteinander in Beziehung zu setzen, sondern Kennziffern des Bedarfs der Planung zugrunde legen möchte, stößt bekanntlich auf erhebliche methodische Schwierigkeiten. Daher erregt es wenig Widerspruch, wenn die relative Zunahme des Angebots an Ärzten und Krankenhausbetten als Übermedikalisierung gebrandmarkt wird. Ja, sogar breite Zustimmung ist zu erwarten, wenn die Aufwendungen für das Gesundheitswesen sprunghaft in die Höhe schnellen.

Untersuchungen über die Deckung des behandlungsnotwendigen Bedarfs – im Unterschied zum behandlungsfähigen Bedarf – haben daher verständlicherweise überrascht. Denn sie offenbaren ein bis dahin unbekanntes Ausmaß an unbehandelter Krankheit. Spektakulär war die Entdeckung der Unterversorgung psychisch Kranker. Sie leitete in den entwickelten Industrieländern eine durchgreifende Reform der psychiatrischen Versorgung ein. In ihrer Bedeutung noch kaum ausgewertet sind die Ergebnisse einer international vergleichenden Studie zur Inanspruchnahme medizinischer Dienstleistungen. Sie macht eine bemerkenswerte Unabhängigkeit der Inanspruchnahme von der Versorgungsdichte deutlich, wenn wir von Indikatoren des behandlungsnotwendigen Bedarfs ausgehen. Erwachsene, die sich nach ihren eigenen Feststellungen „sehr ernstlich krank" fühlen, suchen auch in den bestversorgten Gebieten nur zu 75% binnen 14 Tagen einen Arzt auf. Ein Viertel vertraut – mit oder ohne Illich – auf die Selbst- oder Nichtbehandlung (Kohn u. White, 1976, S. 166 ff.).

Indikatoren für den behandlungsnotwendigen Bedarf beziehen sich jedoch nicht allein auf akute Krankheitsepisoden und das Krankheitsgefühl der Patienten, sondern auch auf objektivierbare Feststellungen über ein bestehendes Gesundheitsrisiko. Messungen des Blutdrucks bei Bevölkerungsgruppen, gleich ob diese sich zur Zeit in ärztlicher Behandlung befanden oder nicht, führen zu dem Ergebnis, daß eine nicht unerhebliche Anzahl von Personen unter einem hohen Gesundheitsrisiko lebt, das ihnen entweder bis dahin unbekannt war oder dessen Bedeutung sie offensichtlich unterschätzen.

Die BASF-Studie zur Hypertonie (Wagner, 1976) gewährt uns einen Einblick in eine offenbar weltweit verbreitete Situation (Pflanz, 1975). Untersucht wurden hier 37404 Mitarbeiter der BASF (76% der Belegschaft). 4312 (13,7%) hatten einen Bluthochdruck entsprechend der Definition der WHO mit systolischen Werten über 160 und/oder 95 mmHg diastolisch und mehr. 662 (2,1%) wiesen sogar einen sehr stark erhöhten Blutdruck mit Werten von systolisch über 200 oder diastolisch über 110 mmHg auf. Es handelte sich bei diesen um ausgesprochene Risikofälle. Selbst unter diesen Risikofällen standen nur 28,9% der Männer und 42,8% der Frauen in ärztlicher Behandlung. 51,4% der Männer und 32,4% der Frauen waren über ihren Hochdruck nicht informiert.

Die Bedeutung des Bluthochdrucks als Risikofaktor für zerebrale Gefäßstörungen und für die koronaren Herzkrankheiten ist unstrittig. Der allmähliche Rückgang der Todesfälle an Apoplexien, wie ihn die Statistik für die Bundesrepublik ausweist, wird dementsprechend mit einer verbesserten Behandlung des Bluthochdrucks erklärt.

Illichs These von der Übermedikalisierung in den entwickelten Industrieländern geht also an wichtigen Problemen der medizinischen Versorgung vorbei, ja, seine pauschale Propagierung der Selbstbehandlung, d. h. der Nichtbehandlung, bedeutet eine ernste Gefahr für Hochdruckkranke, die ohnehin schwer von dem Ernst ihrer Lage zu überzeugen sind, weil sie sich in der Regel subjektiv beschwerdefrei fühlen. Ein weiterer Gesichtspunkt tritt hinzu.

Wenn es gegenwärtig Schwierigkeiten bereitet, Kriterien für den behandlungsnotwendigen Bedarf abzugrenzen, dann ist auch eine bedarfsorientierte Steuerung des Angebots an medizinischen Dienstleistungen erschwert. An die Stelle bedarfsbezogener Kriterien treten dann leicht angebotsorientierte oder medizinfremde Gesichtspunkte. Zum Beispiel werden in der Krankenhausbedarfsplanung der Bundesrepublik mangels zureichender Bedarfskriterien politische Garantien des Besitzstandes wirksam (Brühne, 1978). Für die Verbesserung der

Steuerungsfähigkeit der medizinischen Versorgung bringt die von Illich angebotene Lösung ersichtlich keinen Fortschritt. Denn auch eine Verringerung des Angebots an medizinischen Dienstleistungen – die Marginalisierung der Mediziner – löst das Problem der Bedarfsorientierung nicht. Denn es ist nicht zu erwarten, daß mit einer geringeren Anzahl der Ärzte und der Krankenhausbetten die Inanspruchnahme und die Versorgung sich eher an Prioritäten des behandlungsnotwendigen Bedarfs orientiert.

Illich legt seiner Analyse das primitive ökonomische Bedürfnisschema der Gossenschen Grenznutzenlehre zugrunde. Danach gibt es eine Hierarchie der Bedürfnissättigung in Abhängigkeit vom Versorgungsgrad. Bei geringer Versorgungsdichte werden elementare Bedürfnisse befriedigt, bei steigendem Versorgungsgrad werden dann auch Luxus- und Scheinbedürfnisse abgedeckt. Illichs Behauptung, daß die entwickelten Industrieländer übermedikalisiert sind, erneuert für die Bewirtschaftung der medizinischen Dienstleistungen die Gossenschen Gesetze über den abnehmbaren Grenznutzen einer steigenden Güterversorgung (Hermann Heinrich Gossen, 1810–1858, *Entwicklung der Gesetze des menschlichen Verkehrs und der daraus fließenden Regeln für menschliches Handeln,* 1854). Das ist etwa das gleiche, wie den Versuch machen zu wollen, das Farbfernsehen auf die Goethesche Farbenlehre zu begründen!

Verknüpfung von Laiensystem und professioneller Medizin bei Schwerpunktaufgaben der medizinischen Versorgung

Der Boykott des organisierten Medizinbetriebes durch eine selbstbewußte Laienhilfe würde Selbstbehandlung und medizinische Versorgung gegeneinander immunisieren. Die Medizin – folgt man der Utopie Illichs – würde zum Selbstzweck degenerieren, während die Laienhilfe sich in stoischer Verleugnung einer Vermeidbarkeit von Krankheit und unzeitigem Tode erschöpfte. Die Brücken wären abgebrochen; die Verweigerung der Patienten zur Mitarbeit (patient compliance) wäre total.

Eindrückliche Modellversuche machen deutlich, daß die Chancen gesunden Lebens nur durch eine wirksamere Verknüpfung von professionellen und Laienaktivitäten erweitert werden. Zur Charakterisierung der Aktionsrichtungen, bei denen eine solche Verknüpfung Erfolg verspricht, wollen wir den Ausdruck „Schwerpunktaufgaben" verwenden.

Schwerpunktaufgaben lassen sich unter einem einleuchtenden Gesichtspunkt definieren. Jede Gesellschaft trachtet danach, die Belastung der Bevölkerung durch Krankheit, durch Behinderung oder durch unzeitiges Sterben zu verringern, gleich ob die Gesellschaft sich auf einer Stufe geringer Naturbeherrschung und unentwickelter Arbeitsteilung organisiert oder sich im Stadium einer entwickelten Industriegesellschaft befindet (Ackerknecht, 1971). Die Wirksamkeit solcher gesellschaftlicher Anstrengungen zur Bewältigung von Krankheit und Sterben drücken wir durch die Lebenserwartung oder durch die Vermehrung der Anzahl der Lebensjahre aus, die ohne Behinderung und ohne akute Krankheitsepisoden gelebt werden. Fragen wir unter dieser allgemein akzeptierten Perspektive nach den gegenwärtig gegebenen Zugriffsmöglichkeiten, die Wirksamkeit der Medizin als einen Brennpunkt solcher gesellschaftlicher Anstrengungen zu verbessern, dann fallen einige Schwerpunktaufgaben heraus, z. B. die Senkung der Säuglingssterblichkeit, die Verringerung der Unfallgefährdung vor allem für Kinder und Jugendliche, die Verbesserung der Gesundheitsvorsorge gegen chronisch-degenerative Krankheiten, die aufwendige Behandlungen notwendig machen, zur Frühinvalidität führen oder die Lebenserwartung der erwachsenen Bevölkerung ungünstig beeinflussen. Für alle diese Schwerpunktaufgaben gilt, daß sie mit den Mitteln der professionellen Medizin allein nicht gelöst werden können. Vielmehr stößt die Medizin als ein arbeitsteiliger Sektor der gesellschaftlichen Organisation an echte Grenzen ihrer Leistungsfähigkeit. Nur eine problemorientierte, zielgerichtete Verknüpfung von professionellen und Laienaktivitäten kann zu einer erfolgversprechenden Lösung von Schwerpunktaufgaben führen.

Die Richtigkeit dieser gesundheitspolitischen Strategie wird in überzeugender Weise durch die Senkung der Säuglingssterblichkeit bestätigt. Erfolge konnten hier nur durch das Zusammenwirken medizinischer Einrichtungen und sozialer Dienste sowie durch die Aktivierung der Laien erzielt werden. Entscheidend war dabei die Rückkopplung von Erfahrung und Handeln, wie sie in der Regel nur bei regionaler Zusammenarbeit eintritt.

Sehr treffend bildet die Düsseldorfer Studie zur Säuglingssterblichkeit die Situation ab (Schmidt u. a., 1974). Sie unterscheidet hinsichtlich der Vermeidbarkeit von Todesfällen, die sich zwischen der Geburt und der Vollendung des ersten Lebensjahres ereignen können, zwischen medizinischen, technisch-organisatorischen und sozialen Bedingungen. Sie formuliert also die normativen Handlungsbedingungen für die Personengruppen, bei denen Interventionschancen gegeben sind: für die an der Schwangeren-Vorsorge beteiligten Ärzte, die Geburtshelfer, die Kinderärzte, die für den Transport in die Klinik verantwortlichen Stellen, die sozialen Dienste der Schwangerenbetreuung und der Säuglingsfürsorge, für die Mütter und die Familienangehörigen. Die Studie gibt die Kriterien an, unter denen das Handeln im Hinblick auf das Ergebnis „Vermeidbarkeit des Todes" bewertet werden kann.

Bei allen Personengruppen treten Handlungsdefizite auf, die das Leben Neugeborener, aber auch die Gesundheit von Müttern und Kindern gefährden. Die Unkenntnis der eigenen Handlungsdefizite und ihrer Folgen ist erschütternd groß – verständlicherweise. Offensichtlich kann sie nur durch eine systematische Rekonstruktion der Handlungsketten verringert werden. Denn gerade die Trennung der Personengruppen, denen die Beratung der Schwangeren, die Geburtshilfe und die Säuglingsfürsorge obliegt, verhindert es, daß sie mit den Folgen ihrer eigenen Handlungsdefizite konfrontiert werden und aus der Erfahrung lernen können. Die Kommunikationsbarrieren unter den professionellen Beratern und Helfern wiederholen sich bei den Müttern und deren Familien. Die „gesellschaftliche Isolierung der Familien" erschwert die Mitteilung von Erfahrungen, von Handlungschancen und -alternativen. Auch die Laien leben in Unkenntnis darüber, wie sie sich selber oder mit Unterstützung anderer vor vermeidbaren Gesundheitsrisiken schützen können.

Die Fixierung von Schwerpunktaufgaben hebt die Kommunikationsschranken auf, die ein Lernen aus sozialen Erfahrungen verhindern. Sie ist selbst ein sozialer Prozeß, in dem sie die Wahrnehmung gesellschaftlicher Situationen verändert (Wandel des Problembewußtseins). Die Setzung von Schwerpunktaufgaben ermöglicht es, Defizite der medizinischen Versorgung als soziales Problem zu erkennen und die Öffentlichkeit zu engagieren. Sie versetzt die Beteiligten in die Lage, Erfahrungen zu gewinnen und weiterzugeben. Sie führt dazu, daß neue Maßstäbe des Verhaltens formuliert, Sanktionen gesetzt und Verhaltensänderungen bewirkt werden. Solche Konsequenzen ergeben sich nicht durch die Selbstorganisation der Betroffenen allein – diese Erwartung Illichs offenbart eine mittelständische Befangenheit. Der consumerism in den Vereinigten Staaten z.B. ist ein Phänomen der Mittelschichten. Sie kommen unter jedem System der medizinischen Versorgung besser als andere zu ihrem Recht. Auch wären bei einem Ausschluß der professionellen Kräfte, bei einer Marginalisierung der Mediziner im Sinne

Illichs, keine Erfolge zu erwarten. Denn wenn die medizinischen und sozialen Dienste, die zur Lösung von Schwerpunktaufgaben, etwa zur Senkung der Säuglingssterblichkeit oder zur Früherkennung und Frühbehandlung frühkindlicher Behinderungen notwendig sind, ohne Kompetenz und ohne Arbeit erbracht werden könnten – diese beiden Merkmale unterscheiden sie von Laienaktivitäten – dann handelte es sich in der Tat nur um ein Scheinproblem.

Diese Stoßrichtung der Argumentation von Illich, die die berufliche Kompetenz diffamiert und die arbeitsteilig erbrachte Dienstleistung gegenüber der Selbsthilfe entwertet, offenbart deutlich destruktive Züge. Von hier kann eine lähmende Wirkung auf die Bereitschaft zur Mitarbeit an Schwerpunktaufgaben ausgehen. Ganz entgegen den Absichten Illichs verstärkt seine Argumentation eine Zementierung der Mängel der medizinischen Versorgung. Denn eine Mitarbeit an Schwerpunktaufgaben erhöht sichtbar das individuelle Risiko. Wer sich dazu entschließt, sich mit den Konsequenzen seiner Alltagsarbeit, Schwangeren-Vorsorge, Geburtshilfe, Säuglingsfürsorge, auch und gerade unter dem Ergebnis vermeidbaren Sterbens und vermeidbarer Behinderung konfrontieren zu lassen, geht aus freien Stücken ein hohes berufliches und menschliches Risiko ein. Er legt seine Unkenntnis, seine Versäumnisse, seine Fehler offen und stellt sich der Kritik, ja der Zurechnung von Inkompetenz und eigenem Verschulden.

Die Bereitschaft, unter Preisgabe des Schutzes, den das Nichtwissen gibt, zur Verbesserung der Patientenversorgung beizutragen, stellt sich nicht von selbst ein. Das Interesse, den Schleier nicht zu lüften, mit dem die organisierte Nichtverantwortlichkeit in den verzweigten, auf viele Personen verteilten Handlungsketten die sozialen Geschehnisse vor den Augen selbst der Beteiligten und Betroffenen verbirgt, ist verständlicherweise groß. Jedes Argument scheint hilfreich, es bei der Selbstverschleierung der Karrieren zu belassen, die die Patienten in den Behandlungsverläufen und in den Versorgungsketten der medizinischen Versorgung machen.

Die Herrschafts- und Profitinteressen, auf die Illich die Bewegungsimpulse des organisierten Medizinbetriebes reduziert, sind ein überzeugendes Alibi, sich Gemeinschaftsaufgaben zu versagen, mit denen ein schwer wägbares persönliches Risiko verbunden ist. Das Mißtrauen, das Illich gegenüber den arbeitsteiligen Formen der Vergesellschaftung verbreitet, erschwert eine Verwirklichung von Schwerpunktaufgaben, weil es das, was der Sache nach schwierig und riskant ist, schon im Ansatz für sinnlos erklärt. Illichs Immunisierung gegenüber der Erfahrung, die ihn gesellschaftliche Tatsachen und Entwicklungstendenzen überhaupt nicht mehr zur Kenntnis nehmen läßt, bekommt hier bereits fanatische, ja, sektiererische Züge. Seine Ignoranz in erkenntnistheoretischen und methodischen Fragen sozialwissenschaftlicher Erkenntnis führt praktisch zu irrationalen, ja, inhumanen Konsequenzen. Hier offenbart sich, daß soziale Utopien, mögen sie vordergründig noch so sehr rein intellektuelle Bedürfnisse befriedigen, nie ganz folgenlos sind!

Literatur

Ackerknecht, E. H.: Therapie von den Primitiven bis zum 20. Jahrhundert. Stuttgart: Enke 1970

Ackerknecht, E. H.: Medicine and ethnology. Selected essays. Bern, Stuttgart, Wien: Huber 1971

Arbeitsgruppe Bielefelder Soziologen (Hrsg.): Alltagswissen, Interaktion und gesellschaftliche Wirklichkeit. Reader Sozialwissenschaft. Reinbek: Rowohlt 1973

Brühne, C.: Die Krankenhausbedarfsplanung in den Ländern der Bundesrepublik. Sozialwissenschaftliche Begleitforschung zu DOMINIG, BPT-Bericht 6/78. München: GSF-Bereich Projektträgerschaft 1978

Elias, N.: Über den Prozeß der Zivilisation. Basel 1939; 2. Aufl. Bern: Francke 1969

Ferber, C. von: Volks- und Laienmedizin als Alternative zur wissenschaftlichen Medizin. Zur Partizipation im Gesundheitswesen. Soziale Sicherheit *24*, 203–209 (1975)

Ferber, C. von: Soziologie für Mediziner. Berlin, Heidelberg, New York: Springer 1970

Ferber, C. von: Die gesellschaftliche Isolierung der Familie – Entstehung und Folge. In: Schriftenreihe zum Problem der Suchtgefahren. Heft 20: Familie und Suchterkrankung. Deutsche Hauptstelle gegen die Suchtgefahren (Hrsg.). Hamm 1977

Ferber, L. von: Die Diagnose des praktischen Arztes im Spiegel der Patientenangaben. In: Schriftenreihe Arbeitsmedizin, Sozialmedizin, Arbeitshygiene. Bd. 43. Stuttgart 1971

Ferber, L. von: Die Verständigung zwischen Arzt und Patient. Der praktische Arzt *9* (1971)

Glaser, G., Strauss, A.: Interaktion mit Sterbenden. Göttingen: Vandenhoeck 1974

Händle, F., Jensen, S. (Hrsg.): Systemtheorie und Systemtechnik. München: Nymphenburger Verlagshandlung 1974

Hurrelmann, K.: Erziehungssystem und Gesellschaft. Reinbek: Rowohlt 1975

Illich, I.: Selbstbegrenzung. Eine politische Kritik der Technik. Reinbek: Rowohlt 1975

Illich, I.: Die Nemesis der Medizin. Von den Grenzen des Gesundheitswesens. Reinbek: Rowohlt 1977

Kisker, K. P.: Mit den Augen eines Psychiaters. Stuttgart: Enke 1976

Kohn, R., White, K. L.: Health care. An international study. London: Oxford University Press 1976

Parsons, T.: The structure of social action. A study in social theory with special reference to a group of recent European writers. Glencoe, Ill. The Free Press 1937

Pflanz, M.: Den Hypertoniker auffinden und betreuen. Med. Klin. *70*, 1159–1165 (1975)

Popitz, H.: Soziale Normen. Europäisches Archiv für Soziologie *2* (1961)

Rothschuh, K. E.: Konzepte der Medizin in Vergangenheit und Gegenwart. Stuttgart: Hippokrates 1978

Schmidt, E., Guthoff, W., Müntefering, H.: Säuglingssterblichkeit 1973. Prospektive Einzelfallanalyse in Düsseldorf. München: Urban & Schwarzenberg 1974

Standfest, E.: Sozialpolitik und Selbstverwaltung. Zur Demokratisierung des Sozialstaats. WSI-Studie Nr. 35. Köln: Bund 1977

Vuille, J.C.: Vorsorgeuntersuchungen im Vorschulalter durch den praktischen Arzt. Soz. Präventivmed. *23/3*, 168–172 (1978)

Weber, M.: Die „Objektivität" sozialwissenschaftlicher und sozialpolitischer Erkenntnis. In: Gesammelte Aufsätze zur Wissenschaftslehre, 2. Aufl. Tübingen: Mohr Siebeck 1951

Wagner, G. (Hrsg.): Hypertonie. BASF-Studie III. Stuttgart: Schattauer 1976

Iatrogenesis —
eine neue Epidemie?

F. Hartmann

> *Die etablierte Medizin hat sich zu einer ersten Gefahr für die Gesundheit entwickelt. Die lähmenden Folgen, die eine von professionellen Standesorganisationen ausgeübte Kontrolle über das Gesundheitswesen hat, erreichen mittlerweile die Ausmaße einer Epidemie. Der Name dieser neuen Epidemie ist Iatrogenesis; hergeleitet von iatros, dem griechischen Wort für Arzt, und genesis, Ursprung.*
>
> *Ivan Illich*

Iatrogenese als Maßstab ärztlicher Selbstkritik

Iatrogenese ist ein Begriff ärztlicher Selbstkritik. Er entfaltet seine Wirksamkeit in der Erziehung zum Arzt und begleitet den therapeutisch handelnden Arzt, unabhängig von der Art der angewandten Behandlungen, als Gewissenhaftigkeit, Sorgfalt, ja oft Ängstlichkeit oder zögernde Bedachtsamkeit. Es gab Zeiten, in denen diese Vorsicht schulenbildend war: der Exspectationismus, der im 18. Jahrhundert spürbar war. Es handelt sich um extreme Varianten eines ärztlichen Skeptizismus, der sich auf den ersten Aphorismus des Hippokrates beruft: Das Leben des einzelnen Arztes ist zu kurz, um sich die ganze Fülle der ärztlichen Kunst anzueignen; der günstige Augenblick, den Krankheitszustand zu erkennen und zu behandeln, eilt schnell vorüber; jede Behandlung ist ein ungewisser Versuch; klares Urteil und richtige Entscheidung sind mühsam und schwierig.

2500 Jahre hat dieser im Gefühl von Begrenztheit und Vergeblichkeit ärztlichen Vermögens und Bemühens wurzelnde Skeptizismus das ärztliche Selbstbewußtsein geprägt. Es gab erruptive Ausnahmen, die neue Hoffnungen an neue Entdeckungen knüpften. Ist die Ausnahme seit 30 Jahren die Regel geworden? Das Bild der gegenwärtigen Medizin, das uns Ärzten die öffentliche Kritik zurückspiegelt, sieht so aus. Es stimmt in merkwürdiger und in uns oft verwirrender Weise nicht mit dem Bild überein, das sich aus Befragungen von Kranken über deren Erfahrungen mit ihren Ärzten ergibt.

Iatrogen sind alle Schäden, die ein Arzt durch sein Handeln oder Unterlassen verursacht: Beschwerden wie Kopfschmerzen oder Übelkeit; Befunde, von denen der Patient nichts spürt, wie Senkungen von Blutdruck oder Kaliumspiegel, Veränderungen der Leberenzyme; Krankheiten wie Lähmungen, Knochenmarksschwund, Leistungs- oder Organverluste. Der Begriff umfaßt die statistisch vorhersehbaren und die vermeidbaren Schäden; er ist also ein medizinischer und erst in zweiter Linie ein − als Kunstfehler − juristischer, straf- und versicherungsrechtlicher Begriff. Die Absicht wird nie unterstellt; wohl aber wird nach der Fahrlässigkeit, nach den Regeln der Kunst geforscht, wenn der Arzt beklagt wird.

Iatrogen sind die Neben- und Nachwirkungen diagnostischer und therapeutischer Methoden (Tabelle 1), wenn sie Krankheitswert erreichen: Belastungsproben, Durchleuchtungen, Kontrastmitteldarstellungen, Punktionen, Endoskopien, Katheteruntersuchungen; Medikamente, Bestrahlungen, Operationen.

Hinzu kommen Schäden durch unbewiesene Wirksamkeit der Therapie, zu kurze oder zu lange Behandlung, ungünstige oder gefährliche Zusammenstellung von Behandlungsprogrammen, zu spätes Erkennen und Behandeln von Neben- und Nachwirkungen, unnötiges Be-

Tabelle 1

Neben- und Nachwirkungen bei:	
Notwendiger Behandlung:	Richtiger Eingriff zum rechten Zeitpunkt
Nicht notwendiger Behandlung:	Abwarten wäre besser
Wirksamer Behandlung:	Richtig gewähltes und dosiertes Medikament
Unwirksamer Behandlung:	Fehlende Wirksamkeit, Unterdosierung, gleichzeitige Gabe von Medikamenten, die ihre Wirkung gegenseitig mindern oder aufheben
Falscher Behandlung:	Wirksames, aber nicht angezeigtes Medikament: Es liegt keine oder eine mit diesem Mittel nicht behandelbare Krankheit vor
Überflüssiger Behandlung:	Beschwerde oder Befund ohne Krankheitswert

handeln, Wahl von teuren Verfahren aus Gewinnsucht sowie Vielbehandlung aus Imponiergehabe.

Zu wenig bedacht wird, daß viele iatrogene Schäden auch durch Unterlassung einer Therapie oder durch Unterdosierung bewirkt werden können. Einseitig richtet Illich den Blick nur auf „Über-Medikalisierung", auf „Über-Arztung".

Auch die unerwarteten und unerwünschten Folgen der *Selbstbehandlung* der Kranken mit Mitteln, die die Medizin entwickelt hat, gehören letztlich zu den iatrogenen Schäden.

Es ist — zumindest für die Selbsterziehung des Arztes — richtig, davon auszugehen, daß jede wirksame Maßnahme die Möglichkeit der Neben- und Nachwirkung hat. Jedes Medikament ist ein körperfremder Stoff, der wie ein Gift im Stoffwechsel um- und abgebaut und ausgeschieden wird. Neben den Giftwirkungen sind die häufigsten Ursachen von Schäden Allergien und Bildung von Gegenstoffen (Antikörpern).

Was für die Medikamente gesagt wurde, gilt im Grundsatz auch für die operativen Eingriffe, Behandlungen mit Strahlen, mit Bädern und Massagen — und auch mit dem Wort. Es wäre sicher im Sinne Illichs, darauf aufmerksam zu machen, daß auch das Wort — des Psychotherapeuten, des Predigers von der Kanzel, des Lehrers in der Schule, des Politikers von der Rednerbühne, des Psychologen in der Beratung, des Gesellschaftskritikers und auch des Dichters — unvorhersehbare und unbeabsichtigte Nach- und Nebenwirkungen hat, deren Pathogenität — krankmachende Wirkung — den Ärzten neue Gruppen von „Kranken" in die Sprechstunde und Krankenhäuser schwemmt.

In vielen Fällen ist nicht zu entscheiden, ob ein unerwünschter Zustand Folge der Krankheit oder der Therapie ist: Die Knochenentkalkung (Sudecksche Atrophie) nach Knochenbruch, ist sie Folge der Ernährungsstörung durch den Bruch oder Folge der Ruhigstellung durch den Gipsverband? Die Lungenentzündung im Krankenhaus, ist sie auf eine Infektion mit einem Krankenhauskeim (Hospitalismus) zurückzuführen?

Zu all diesen Erfahrungen gibt es eine umfangreiche Literatur in Einzelarbeiten — eigentlich seit dem Beginn der medizinischen Statistik an der Wende vom 18. zum 19. Jahrhundert. Sie hat ihren Umfang mit der Zunahme des Arzneimittelangebotes und der Erweiterung der operativen Techniken ausdehnen müssen. Monographien und Lehrbücher belegen das Maß an Beobachtung und Selbstkritik (Spain, 1963; Heintz, 1977; Kuemmerle u. Goosens, 1973).

Im weitesten Sinne ist Iatrogenese alles, was der Arzt bewirkt, Nützliches und Schädliches. Im engeren, pejorativen Sinne sind es die Schäden, die er mit seinem Handeln unbeabsichtigt hervorbringt. Illich versteht darunter auch die Kosten, die die Behandlung der von Ärzten verursachten Schäden machen.

Der hippokratische Grundsatz: mehr nutzen als schaden, gilt für den einzelnen Arzt und für die Leistung der Medizin als Versorgungssystem. In beiden Fällen wird man Nutzen gegen Schaden aufrechnen müssen und Effektivität – tatsächlicher Eintritt der beabsichtigten Wirkung – und Effizienz – vertretbares Verhältnis von Aufwand zum Ergebnis – dabei nicht außer acht lassen dürfen. Die öffentliche moralische Erwartung an die Ärzte richtet sich nicht auf deren gute Absichten, sondern auf verantwortliches Bedenken der Folgen ärztlichen Handelns im besonderen Einzelfall, erst in zweiter Linie im allgemeinen.

Die meisten Krankheiten heilen ohne Anwendung von Heilmitteln und Wirksamwerden eines Arztes (Abb. 1 u. 2). Etwa 80% der Menschen behandeln sich, wenn sie sich krank fühlen, selbst (63%) oder warten ab (16%). Nur 20% gehen zum Arzt; davon erreicht jeder Zehnte ein Krankenhaus (Anderson 1973, Wadsworth 1971, Freyers 1977, Maiwald 1977).

Viele Krankheiten heilen nicht, werden chronisch oder führen zum Tode, auch mit Heilmitteln und ärztlichem Eingriff. Die Iatrogenese entspringt hier ebenfalls überflüssigem Handeln oder nachlässigem Unterlassen.

Zur Iatrogenese gehört auch unnötiges Leiden, das die Medizin erzeugt, wenn sie mehr verspricht als sie halten kann, oder wenn sie über die Weckung von Bedürfnissen einen Bedarf erzeugt, den sie nicht decken kann.

Der ärztliche Erfahrungsbereich deckt sich nicht mit der tatsächlichen Welt der Krankheiten und des Krankseins

~ 80% der Kranken behandeln sich selbst
Die meisten Krankheiten heilen von selbst
Die Krankenhäuser lesen vorwiegend akut Kranke aus
Viele akut Kranke erreichen das Krankenhaus nicht mehr
    (Herzinfarkte, Schlaganfälle, Suizide)
Chronische Krankheiten werden von Ärzten und Kranken verdrängt:
Sie heilen weder von selbst noch mit dem Einsatz der Akuttherapien

Abb. 1

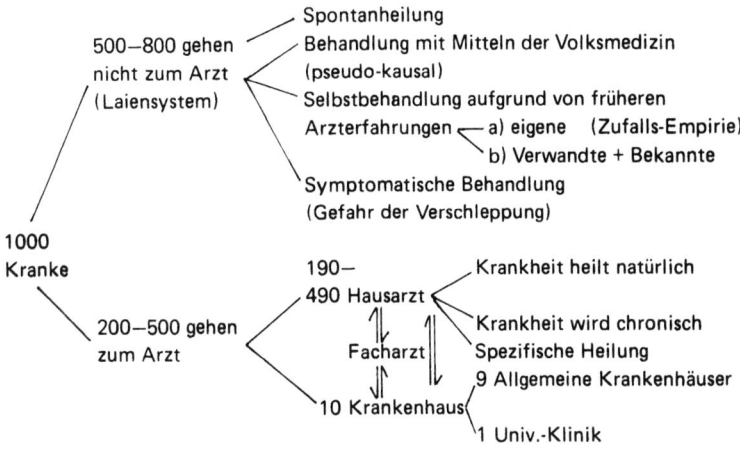

Wege der Krankenversorgung und der Krankheitsverläufe (Erfahrungs-Modell)

Abb. 2

Das durch ärztliche Leistung erreichte Weiterleben verursacht häufig hohe Krankenbehandlungskosten: Chronische Nierenkranke müssen an die künstliche Niere (Dialysebehandlung); Zuckerkranke benötigen ständig Insulin.

Viele Kranke und ihre Versicherungen erleben die Spätfolgen von Krankheiten, die bei frühem Tode nicht kostenwirksam geworden wären. Sicher sind die Kosten iatrogen; sind es denn die Folgen, die Komplikationen der Hämodialyse und die Gefäßschäden bei Zuckerkrankheit auch?

Beispiele für Iatrogenese

Notwendige Therapie

Zu unterscheiden sind kalkulierbare Risiken, die man den Kranken nach Art, Verlauf und Wahrscheinlichkeit erklären muß und unvorhersehbare Ereignisse, auf deren Möglichkeiten man hinweist. Eine Behandlung mit Digitalis ist bei wirklichem Herzversagen nötig. Die individuelle Empfindlichkeit für die unangenehme aber harmlose Übelkeit und für die Erhöhung der Reizbarkeit des Herzens (Extrasystolen), die gefährlich werden kann, ist sehr unterschiedlich. Die Hoffnungen, mit der Bestimmung des Digitalis-Gehaltes im Blut rechtzeitig eine Annäherung an einen kritischen Bereich erkennen zu können, haben sich nicht erfüllt. Die sog. therapeutische Breite – Bereich zwischen wirksamer und nebenwirkungsträchtiger Dosis – ist gering und schwankt von Mensch zu Mensch. Die Fortbildung der Ärzte, wirksame Dosen zu geben, hat zu einer Erhöhung der in Kliniken eingewiesenen Kranken mit digitalisbedingten Herzrhythmusstörungen geführt. Noch vor wenigen Jahren wurden die Ärzte aufgefordert, nicht unterzudosieren, was damals – aus Vorsicht – noch häufig war.

Insulin ist beim Insulin-Mangel-Diabetes notwendig. Je höher die notwendige Menge, um so größer ist auch die Gefahr von Unterzuckerungs-Phasen. Es können Allergien vorkommen. Vor allem aber muß man den Kranken sagen, daß die den Diabetes komplizierenden Gefäßschäden nicht sicher zu vermeiden und nach Ausmaß und Fortschreiten zu begrenzen sind.

Bei Operationen ist es häufig so, daß sie um so komplikationsreicher werden, je dringender sie sind – Appendizitis, Darmverschluß, durchgebrochenes oder blutendes Magengeschwür, Gefäßverschluß.

Wirksame Therapien müssen nicht gleichzeitig notwendig im Sinne der Abwendung akuter Lebensgefahr oder Ausräumung bedrohlicher Herde sein. Die Not kann in einer subjektiv unerträglichen oder objektiv wesentliche Lebensvollzüge (Arbeit, Familie, Freizeit, Schlaf, Essen, Stuhlgang, Wasserlassen) erschwerenden Behinderung bestehen: Schmerzen, Angst, Niedergeschlagenheit, Bewegungsbehinderung. Ein Beispiel ist die chronische Gelenkentzündung: Kein wirksames Anti-Rheumatikum ist ohne Nebenwirkungen – Magen-Darm-Blutungen bei Azetylsalizylsäure und Cortison, Knochenmarksschäden bei D-Penicillamin und Gold, Schwindel und Übelkeit beim Indometacin. Man muß die wirksame Substanz austesten und kann sich dabei auf den therapeutischen Index stützen: das Verhältnis der Häufigkeiten von Wirksamkeit und Nebenwirkungen. Angstlösende Mittel machen alle mehr oder weniger benommen und verlangsamen die Denk- und Handlungsabläufe. Abführmittel sind ohne Zweifel wirksam. Ihre Gefahr liegt in einem Absinken des Kaliumgehaltes im Blut, bei manchen auch in einer Schädigung der Leber. Ärzte verschreiben wohl die wenigsten Abführmittel. Ihr Gebrauch ist vor allem auf eine unbiologische Erziehungsnorm zurückzuführen, die meint „gesund" sei nur der tägliche morgendliche Stuhlgang.

Nicht notwendige Risiken

In der Diagnostik gilt als Regel, Untersuchungen zu unterlassen, aus deren Ergebnissen auf keinen Fall therapeutische Folgerungen gezogen werden, z. B. eine Kontrastmitteldarstellung von Beinarterien, wenn eine Operation wegen des Sitzes des Verschlusses gar nicht möglich wäre, oder eine Suche einer Ursprungsgeschwulst, wenn bereits Absiedlungen in anderen Organen vorhanden sind, die durch Entfernung des Primärtumors unbeeinflußt blieben. Alter und Allgemeinbefinden spielen bei solchen Verzichten eine Rolle, weil die natürliche Lebenserwartung abgewogen werden muß mit einer durch die Anstrengungen und Komplikationen der Intensiv-Diagnostik verkürzten. Manche Ärzte und alte Menschen meinen, die Schwäche des Alters sei durch eine Schwäche des alten Herzens bedingt. Sie neigen zur Gabe von Digitalis, auch wenn keine eindeutigen Zeichen von Herzversagen vorliegen. Dann ist aber die Notwendigkeit nicht bewiesen. Häufig wird halbherzig unterdosiert; das schadet nicht, nützt aber auch nicht. Übliche Dosen werden vom alten Menschen oft schlecht vertragen: Eine unnötige Behandlung führt dann zu unnötigen Risiken.

Unnötig ist auch die blutdrucksenkende Behandlung eines durch Gefäßwandverhärtung bedingten hohen Blutdrucks mittleren Grades: denn die Gefahr eines Schlaganfalls oder eines Herzinfarktes durch einen unerwartet stark auf das blutdrucksenkende Medikament oder die gewählte Dosis fallenden Blutdruck ist mindestens ebenso groß wie die eines plötzlichen Blutdruckanstiegs bei unbehandelten Kranken.

Eine Reihe von Operationen beschwören unnötige Risiken, wenn sie nicht eindeutig angezeigt waren: Tonsillektomien, Strumektomien, Gallensteinentfernungen, Herniotomien, Venenverödungen. Solche Erfahrungen erkennt man daran, daß einst sehr gepriesene Operationen zurückhaltender gemacht werden. Beispiele in jüngster Zeit sind die operativen Entfernungen von Lungenkrebsen, verschlissenen Bandscheiben und die Sympathektomien.

Unwirksame Behandlungen

Unwirksame Behandlungen sind zahlreich. Viele haben eine subjektive und unspezifische sog. Placebo-Wirkung. Nebenwirkungen sind selten. Beispiele sind: Roßkastanienextrakte bei Krampfadern, Salzsäure-Pepsin beim Magendruck, die vielen Mittel gegen Arteriosklerose und angeblich zur Besserung der Hirndurchblutung.

Falsche Behandlungen

Falsche Behandlungen sind Fehl-Indikationen: Das angewandte Mittel kann weder die Zeichen und Beschwerden der Krankheit noch deren Ursache treffen, noch deren Folgen verhindern. Grund kann eine Fehldiagnose sein: Behandlung eines Bronchialasthmas mit Digitalis in der Meinung, es handle sich um ein Herzasthma und umgekehrt. In vielen Fällen ist das Problem eine hohe Nebenwirkungsrate bei fehlender Wirkung.

Überflüssige Behandlung

Eine überflüssige Behandlung besteht, wenn ein Leiden von Natur aus einen langsamen und beschwerdefreien Verlauf nimmt, aber durch eine Therapie zu einer Krankheit wird, z. B. die chronische lymphatische Leukämie des alten Menschen, die mit Zytostatika behandelt wird, oder ein Virusinfekt wie der Schnupfen, die Gürtelrose, die infektiöse Mononukleose, denen Antibiotika gegeben werden. Ein anderes Beispiel ist die Zuckerkrankheit, die mit einer Diät im Gleichgewicht zu halten wäre, aber mit Sulfonyl-Harnstoff oder sogar Biguaniden behandelt wird. Die Komplikationen der Biguanide sind so stark, daß jetzt mit wenigen Ausnahmen auf sie verzichtet wird. Das gleiche gilt für die zahlreichen überernährungsbedingten Cholesterinerhöhungen im Blut, bei denen eine Behandlung mit Clofibrat angesichts dessen Nebenwirkungen nicht gerechtfertigt ist. Nur bei den wenigen Fällen angeborener, sicher gefährlicher Cholesterinerhöhungen ist das Risiko vertretbar, weil es geringer ist als die Gefahr bei Nichtbehandlung.

Unbewiesene Wirkungen

Unbewiesene Wirkungen bilden ein weites Feld der klinischen Arzneimittelforschung. Bis heute ist die Frage nicht entschieden, ob die Antikoagulantien-Behandlung des Herzinfarktes über längere Zeit vor einem Rückfall schützt. Selbst bei statistisch nachgewiesenem Nutzen kann im Einzelfall der Schaden größer als der Nutzen sein, d. h. letzterer kann auch völlig ausbleiben und nur der Schaden wirksam sein. Das gilt z. B. für viele derzeitige Formen der Krebsbehandlung. Im wissenschaftlichen Sinne unbewiesen sind auch Therapien, von denen man nicht sagen kann, ob sie nur Symptome und Beschwerden unterdrücken, oder ob sie an der Ursache oder Entstehungskette der Krankheiten eingreifen. Beispiel für zu kurze, schädigende Behandlung ist: Penicillin-Prophylaxe bei rheumatischem Fieber.

Beispiele für gefährlich zu lange Behandlung sind: intravenöse Ernährung und Medikamentengabe über den Venen- oder Herzkatheter über 14 Tage (Sepsisgefahr), hohe Sauerstoffgaben bei Atemversagen. Vorwiegend handelt es sich um Folgen von Mitteln, die sich im Körper anhäufen wie Gold, oder deren Nebenwirkungen kumulieren (das Organ merkt sich jede Einzelschädigung).

Unnötig komplikationsreichere Anwendungsform

Viele Medikamente können sowohl als Tabletten oder Dragees als auch als Injektionen in die Venen oder Muskeln gegeben werden. Magenunverträglichkeit, schnellere Wirkung, länger anhaltende Wirkung, sichereres Erreichen der notwendigen Wirkspiegel, bessere Steuerbarkeit können Gründe für die Injektionsbehandlung sein. Häufig stellen sie aber — wenn diese Gründe nicht gegeben sind — unnötige Risiken oder Belästigungen dar: Digitalis i. v., Penicillin i. m.

Andere Formen von Iatrogenese

Iatrogene Schäden sind ohne Zweifel auch jene, die durch Unkenntnis oder Nichtbeachtung von Wechselwirkungen gleichzeitig gegebener Medikamente entstehen. Es gibt Zusammenstellungen von Arzneimitteln, die ihre Wirkung einseitig oder gegenseitig mindern oder aufheben, und solche, die sich gegenseitig steigern. Im ersten Fall besteht die Iatrogenie in der Verabreichung einer zu gering wirksamen Behandlung, im zweiten Fall in einer Verstärkung der Nebenwirkungen. Beispiele für den ersten Fall sind: Kombiniert man ein bakterientötendes mit einem das Bakterienwachstum nur hemmenden Antibiotikum, so wird die Wirksamkeit des ersteren gemindert, es wird also überflüssig. Das ist nicht zu rechtfertigen, wenn es sich um ein bakteriotoxisches Antibiotikum mit hoher Giftigkeit, z. B. für Nieren- oder Knochenmark, handelt wie Cephalotin oder Chloramphenicol. Die Wirkung des Tuberkulosemittels Isoniazid wird vermindert, wenn man gleichzeitig zur Abstumpfung der Magensalzsäure Aluminiumantazida gibt.

Die Nebenwirkungen von Psychopharmaka aus der Gruppe der Monoaminooxydasehemmer (MAO) werden zu gefährlichen Blutdruckkrisen verstärkt, wenn gleichzeitig Nahrungsmittel genossen werden, die viel Thyramin enthalten wie Käse, Hühnerleber, Rosinen, Saubohnen, saurer Hering.

Bei Kranken mit Herzversagen und Ödemen bei Bluthochdruck ist oft die Gabe von Digitalis zusammen mit einem salz- und wassertreibenden Mittel (Saluretikum) angezeigt. Wenn dadurch zu viel Kalium verloren geht, entsteht ein Kaliummangel im Blut und Herzmuskelgewebe, der die unerwünschte Giftwirkung von Digitalis steigert.

Iatrogene Schäden sind auch solche Nebenwirkungen, die zu spät erkannt oder behandelt werden und nur dadurch zu chronischen Schäden führen. Beispiele sind: Taubheit und Gleichgewichtsstörungen druch Streptomycin; Leberschäden bei Psychopharmaka; Nierenschäden bei D-Penicillamin; Knochenentkalkung bei Cortison; Schilddrüsenunterfunktion bei Phenylbutazon; Nervenschädigung nach Zytostatika.

Zwei Regeln sollten eingehalten werden:
1. Bei Medikamenten mit hohen Nebenwirkungsquoten sind Kombinationen mit anderen Medikamenten besonders genau vorzubedenken.
2. Wenn bei einer Medikamentenkombination Nebenwirkungen auftreten, ist die erste Überlegung: welches Medikament muß und kann ich fortlassen und ersetzen, und nicht diese: Ein oder mehrere Medikamente dem Programm hinzufügen, um Nebenwirkungen symptomatisch zu beheben.

In diese Gruppe iatrogener Schäden gehört auch die Nichtbeachtung ungünstiger Arzneimittelwirkungen bei gleichzeitiger Einnahme bestimmter Nahrungs- oder Genußmittel, wie Käse oder Alkohol. So mindert Alkohol die Wirkung von Antikoagulantien und Antiepileptika und steigert zum Beispiel die von Valium. Die Giftigkeit der Aminosalicylsäure (Tuberkulosemittel) steigt bei gleichzeitiger Gabe des Gichtmittels Probenecid, die des Antiepileptikums Phenytoin durch das Tuberkulosemittel Isoniacid. Die Wirkung gerinnungshemmender Mittel (Marcumar) wird gemindert durch das Gichtmittel Allopurinol, durch perorale Kontrazeptiva (Antibabypille) und durch das Schlafmittel Chloralhydrat; es wird verstärkt durch Azetylsalicylsäure und Barbitursäure. Die Wirkung blutdrucksenkender Mittel kann unangenehm verstärkt werden durch unüberlegt gegebenes Phenothiazin (Beruhigungsmittel). Gibt man einem mit Insulin oder peroralen Antidiabetika behandelten Zuckerkranken gleichzeitig wegen beschleunigtem Puls oder hohem Blutdruck Betarezeptorenblocker, so kann es zu unerwarteten und gefährlichen Blutzuckerabstürzen kommen.

Es ist kein Zweifel, daß ein nicht geringer Teil der in Kliniken verabreichten Medikamente der Beseitigung oder Milderung von medikamentös bedingten Beschwerden und Funktionsstörungen dient.

Verallgemeinerte Iatrogenesis

Illich hat den Begriff der Iatrogenese in der ärztlichen Literatur vorgefunden, was sich aus der Liste der von ihm zitierten Bücher ergibt. Ältere Beispiele sind Quecksilber- und Arsenvergiftungen bei der Behandlung der Lues oder Gefäßschäden bei der Behandlung mit Mutterkorn (Ergotismus), aber auch die Folgen des übertriebenen Aderlasses oder die Verstümmelungen bei unsachgemäßen Operationen. Wie intensiv er sich damit befaßt hat, vermag niemand zu ermessen. So gerät er in den Verdacht, daß dies seine Vorstellungen gestört hätte. Denn für Illichs Argumentation spielt die Feststellung der Unfähigkeit – wenn nicht Unwilligkeit – der Ärzte, dem Übel zu wehren, eine tragende Rolle. Ein guter Teil der innerständischen Polemik der Ärzte im 16.–18. Jh. hat die unbewiesenen Wirkungen, die ungerechtfertigten und übertriebenen Anwendungen (Aderlaß, Abführmittel, Amputationen) und die Gefährlichkeit von Therapien zum Gegenstand.

Illich wendet den Begriff Iatrogenese nicht im herkömmlichen Sinne an. Dies hat vor allem die Ärzte verunsichert und verärgert. Dafür dehnt Illich den Begriff auf den gesamten Gesundheitsbetrieb in den Industrienationen, auf die medizinische Wissenschaft und das ärztliche Handeln aus. Mit der Wahl des Begriffs Iatro-Genesis wird der Arzt oder die Ärzteschaft zum Verursacher. Sie werden schuldig nach dem Verursacher-Prinzip. Es hat etwas von peinlicher Väterlichkeit, wenn Illich die Ärzte entmündigt, indem er sie für schuldunfähig erklärt: sie wissen nicht, was sie tun, und sind unfähig sich zu bessern.

Es sind nur scheinbar genauere Fassungen des Begriffs, wenn Illich zwischen klinischer, sozialer und kultureller Iatrogenese unterscheidet. Überall herrscht der gleiche unscharf gezeichnete Geist, nur in verschiedenen Masken. Genauigkeit ist aber um der Handhabbarkeit willen notwendig. Es gibt unübersehbare Beispiele dafür, daß Ärzte und ihre Berufsverbände willens und fähig sind, an Reformen mitzuwirken.

Autonom können sie aber nur das reformieren, was sie autonom geschaffen haben. Die Selbstverwaltung der Standesorganisationen ist begrenzt und außerdem staatlich beaufsichtigt; das gleiche gilt für die Vertragsverhältnisse mit den Krankenversicherungen. Der Allgemeinplatz, die Ärzte hätten ein Definitionsmonopol für Gesundheit und Krankheit, bestimmten autonom, wer krank oder gesund sei, bleibt falsch, auch wenn Illich ihn ohne Belege ständig wiederholt. Die Entscheidung, den Arzt aufzusuchen oder nicht ist eine nichtärztliche und immer noch die häufigste, die der Kranke trifft (Abb. 1 und 2). Deshalb ist der Arzt immer nur Partner in allgemeinen Reformbewegungen. Beispiele dafür sind: Regelung des Schwangerschaftsabbruchs, Organentnahme, Verhalten gegenüber Sterbenden, Kostendämpfung, Krankenhausreform, Arzneimittelprüfung am Menschen. Auch die Formen und Regeln ärztlichen Verhaltens bilden sich im Umgang mit den Kranken als Wechselverhältnis aus. Zur Reform brauchen alle Beteiligten, auch die Ärzte, klare Begriffe als Handwerkszeug. Iatrogenese ist einer davon, wenn er als Begriff der Ordnung, des Maßes, der Erziehung, nicht aber wenn er polemisch gebraucht wird.

Immer wieder muß Illich geschichtlich argumentieren, wenn er anschaulich machen und erklären will, was Iatrogenese ist: Die Medizin schadet zunehmend mehr als sie nützt. Gemeint ist die Wirkung auf die Allgemeinheit. Der Arzt aber lernt und ist gewohnt, seine Mißerfolge, gerade auch wenn sie iatrogen sind, am einzelnen Kranken festzustellen und daraus zu lernen.

Wenn Illich sagt, daß die Medizin oder die Zunft es versäumen, die durch Ärzte verursachten Schäden wissenschaftlich zu untersuchen und die Folgen einzusehen, so kann das nur für seinen Begriff der Iatrogenese gelten. Es ist zuzugeben, daß über die Epidemiologie der Therapieschäden wesentlich mehr geforscht wurde und wird als über Medizin-Soziologie, die das methodische Instrumentarium für jenen Begriff von Iatrogenese zur Verfügung hätte, den Illich nun ex cathedra für den verbindlichen erklärt.

Die geschichtlichen Ereignisse, die eine Lage schufen, wie Illich sie vorzufinden meint und zu verändern trachtet, fanden zu Beginn des 19. Jahrhunderts statt.

Nach dem Versuch der Französischen Revolution, mit der Medizin auch die Krankheiten abzuschaffen – Illich ist nur halb ein Rousseauist, denn er will nur, daß mehr Menschen ihre Krankheiten ohne Medizin ertragen oder ausheilen –, wird die nun in ihre öffentlichen Pflichten und Rechte eingesetzte Medizin Teil des staatlich geordneten öffentlichen Lebens. Der Arzt im öffentlichen Krankenhaus — der Chefarzt — tritt als Ideal an die Stelle des Hofarztes. Für das Vorfeld des Krankenhauses entwickelt sich als Ergänzung und in gewisser Weise auch als Gegen-Ideal der Hausarzt, gerade in jener Epoche unserer Geschichte, in der sich das Haus als Grundeinheit gesellschaftlicher Ordnung verkleinert und bis auf Reste auflöst. Das befreit den Hausarzt aus seiner Rolle als Gesundheitsdiener im Hause, als Angestellter. Seine Rolle als Wahrer und Ausführender für medizinische Standards bekam er im Auftrag der Sozial- und Gesundheitsgesetzgebung sowie als Vertragspartner von Krankenkassen und Versicherungen. Über Gesetzgeber und Versicherungen kontrollieren den Arzt die tatsächlichen und möglichen Kranken. Im Rahmen der freien Arztwahl wird er außerdem von den Kranken kontrolliert, die ihn wählen können.

Die Gesundheit bewahrende und der Natur aufhelfende Haltung des Arztes wird seit Mitte des 18. Jahrhunderts verdrängt durch den klinischen Blick, den am Kranken, besonders in Kliniken, an hinweisenden und unterscheidenden Zeichen und Beschwerden des Kranken, an der eröffneten Leiche und später am Mikroskop, in zunehmendem Maße auch an physiologischen und chemischen Meßdaten geschulten Vorgang der Wahrnehmung, der Beobachtung, der Ordnung und Benennung von Krankheiten. Diese Haltung erweitert und vertieft sich mit dem Wirksamwerden der Tiefenpsychologie und der biographischen Medizin um das Zuhören. Im gleichen Zeitabschnitt erweitern sich die Zuständigkeiten des Arztes: um die Mitte des 18. Jahrhunderts um Schmerz, Sterben, Angst, Gemütskrankheiten — bis dahin der Philosophie und Theologie vorbehalten; um die Frauen- und Kinderheilkunde, Schwangerschaft, Geburt und Neugeborene — bis dahin den Hebammen, Ammen, Müttern anvertraut. In die gleiche Zeit fällt die Vereinigung von Innerer Medizin und Chirurgie, auch in der Tätigkeit des einzelnen Arztes. Gegen Ende des 19. Jahrhunderts erweitert sich der Verantwortungsbereich um die Sozial- und Arbeitsmedizin, das ärztliche Gutachterwesen, die Versicherungsmedizin. Dies alles hat zum Selbstwertgefühl des Arztes und seinem Ansehen bei der Bevölkerung in unserer Zeit beigetragen.

Im öffentlichen Krankenhaus wurde zuerst in Paris, dann in anderen Hauptstädten dem dort tätigen Arzt eine bisher am Hof, im Haus und im christlich-bürgerlich-philanthropischen Hospital nicht gekannte Macht über Kranke übertragen: Die Kranken sind „verpflichtet", die

Wohltaten, die die Allgemeinheit ihnen mit dem Krankenhaus anbietet, ohne Widerspruch und „dankbar" an- und hinzunehmen – bis zur fraglosen Eröffnung der Leiche. Er ist Objekt der Kranken-Verwaltung, die die Grundlagen einer „totalen Institution" schafft: Der Kranke – und später die zahlende Versicherung – wird zur Annahme des gesamten diagnostischen und therapeutischen Angebots gedrungen. Das ist wirtschaftlich und läßt sich übersichtlich verwalten. Die Frage nach Wirtschaftlichkeit und Kosten/Nutzen-Verhältnis wurde bis heute durch den moralischen Eigenwert des Krankenhauses zugedeckt, sogar noch mit Formeln des christlichen Hospitals.

Zu den angestellten Ärzten des nachrevolutionären Krankenhauses wurden häufig Militärärzte gemacht; die Charité in Berlin ist nur ein Beispiel dafür. So entstand die „Hierarchie" im Krankenhaus. Da diese Ärzte an die Stelle der Hofärzte traten, wuchs ihnen auch eine bestimmte Leitfunktion für die Regeln ärztlichen Verhaltens und die Normen von Diagnostik und Therapie, aber auch für Nosologie und Klassifikation der Krankheiten zu. Sie „verwalteten" das apparative Können und das pathogenetische Wissen. Die Medizin als an der Klinik ausgerichtetes Modell wird Teil der verwalteten Gesellschaft. Sofern sie auf deren Leben, geplant oder ungewollt, bestimmenden Einfluß nimmt, der die eigenverantwortliche Bemühung um das Gesundbleiben und die eigene Anstrengung um das Gesundwerden schwächt oder gar Selbsthilfe behindert, geraten die Menschen in ihre Abhängigkeit.

Gesundheitserziehung hat als Diätetik und als Lehre von den sechs „res non naturales", – Licht und Luft – Essen und Trinken – Wachen und Schlafen – Arbeit und Ruhe – Ausscheidungen und Absonderungen – Leidenschaften, Affekthaushalt, mitmenschliche Beziehungen –, den Lebensbedingungen der Umwelt in der antiken Gesellschaft eine kräftige Wurzel und in deren Ärzten verantwortliche und pädagogisch eingestellte Lehrer. Zu Beginn der Neuzeit und im Zeitalter der Aufklärung erfährt diese ärztliche Aufgabe eine kräftige Belebung. Das hatte verschiedene Gründe und Ziele: Es gab zu wenig Ärzte; Selbsthilfe war notwendig. Ort der Selbsthilfe war die Familie, das Haus; der Hausvater entschied für die Hausgenossen, ob der Arzt gerufen wurde oder nicht, und ob und welcher Rat des Arztes ausgeführt wurde. Vermittlung von Grund-Kenntnissen in Erkennung, Behandlung, Pflege von Krankheiten sowie von Arzneimitteln sind wesentlicher Bestandteil der vom 16. Jahrhundert an aufblühenden Hausväterliteratur und der im 18. Jahrhundert von Ärzten geschriebenen Gesundheitsbücher. Die Ärzte wollten damit ihre Arbeit erleichtern, verbessern, die Wirkung der medizinischen Erkenntnisse verbreitern und sich vom Einfluß medizinisch halbgebildeter Heilkundiger abgrenzen. Sie stärkten ihre Autorität. In der Gegenwart gliedert sich die Erziehungsaufgabe der Ärzte in Ratschläge zur Gesunderhaltung (Vorsorge), Selbsthilfe (etwa Gewichtskontrolle) und Aufklärung über Notwendigkeit, Wirkungen und Nachwirkungen von Therapien.

Der Zustand, den Illich beklagt, hat, wie dieses holzschnittartige Bild deutlich macht, eine Geschichte, die wesentlich Sozialgeschichte und dann erst Medizingeschichte ist. Durch die Verleugnung oder das Verschweigen des geschichtlichen Zusammenhangs wird bei Illich aus Historiogenese eine Iatrogenese. Diese Feststellung ist nicht deswegen bedeutsam, weil die Aussagen Illichs, seine Diagnose, dadurch weniger zutreffend wären, sondern weil der Reformer – und hier bleibt Illich zu sehr im Allgemeinen und bei verschwommenen Appellen stecken – die Möglichkeiten und Widerstände von Geschichte kennen muß, um in die Zukunft hinein zu wirken.

Die klinische Iatrogenese ist die Summe aller Schäden, die Ärzte durch Therapie verursachen (Abb. 3). Die Frage ist, ob man nicht das ganze folgenreiche ärztliche Handeln ausbreiten muß, wenn man alle Folgen eines Gesundheitssystems, der Medizin als Subkultur, der Ärzteschaft als Macht-Gruppe darstellen will. Illich beschränkt sich auf Medikamente, Serumbehandlung und Kuren. Von Operationen werden nur die unterschiedlichen Häufigkeiten von Blinddarm- und Bruchoperationen und in einer Ärzte und Frauen verunsichernden Weise die Ergebnisse der chirurgischen Behandlung des Brustkrebses erwähnt. Gerade die alle Krebse umfassende Darstellung macht ratlos. Doch an einer Differenzierung ist Illich auch gar nicht gelegen; als verantwortungsbewußter Autor hätte er diesen Lesern mit einer Tabelle über die Behandlungsaussichten verschiedener Krebsarten, wie sie sogar in Illustrierten zu finden sind, jene Möglichkeit von selbständigem Urteil und Mündigkeit, jene Hilfe zur Selbstentscheidung geben können, deren Mangel er so beklagt. So aber erzeugt er nur auf eine für den Leser nicht nachprüfbare Weise Mißtrauen gegen die Medizin und den Rat der Ärzte – aber kein Selbstvertrauen der Menschen. Für die Iatrogenie des Wortes, der Psychotherapie fehlt Illich schlechthin jede Aufmerksamkeit; denn diese würde auch seine eigene Demagogik treffen. Dem Ziel, Ärzte und Öffentlichkeit über das eingebildete Ausmaß der Erfolge der Medizin in den vergangenen 100 Jahren zu ernüchtern,

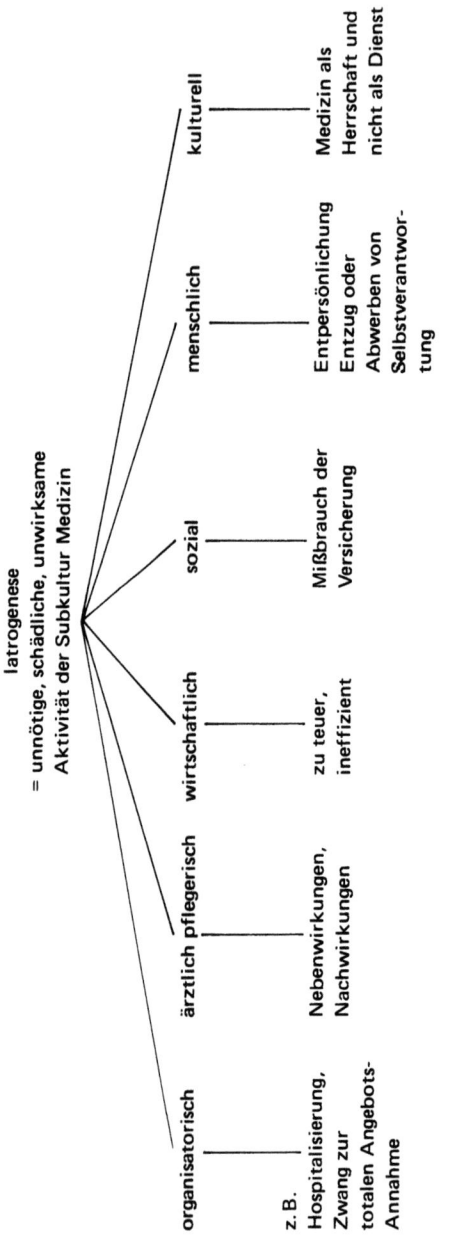

Abb. 3

kann man sich nur anschließen; die Folgen der herabsetzenden, verdächtigenden, hämischen, oft ebenso ungerechten wie unrichtigen Form dieser Para-Historiographogenese, die Illich auslöst, sollte man zunächst nicht beachten. Illich möge aber einmal nachweisen, in welchem Lehrbuch der klinischen Fächer oder der Geschichte der Medizin, in welcher Monographie über Epidemiologie der Infektionskrankheiten die Medizin sich heroisiert, sich Erfolge zuschreibt, die nicht die ihren sind. Wohl wird er solche Übertreibungen finden, dort wo Ärzte sich verteidigen, um Vertrauen in Vertrauenskrisen werben oder sich gegenseitig ermutigen – auch Festreden gehören dazu.

Zutreffend weist Illich darauf hin, daß viele Infektionskrankheiten bereits vor Entdeckung von Seren, Sulfonamiden und Antibiotika zurückgegangen waren, wahrscheinlich durch Verbesserung der Lebensbedingungen, der Ernährung. Das ist auch Lehrmeinung in der Medizin. Wer aber hat die wissenschaftlichen Grundlagen der Hygiene im 19. Jahrhundert erarbeitet? Im Anschluß an die Untersuchungen des Stoffwechsels von Lavoisier und Liebig wurde von Rubner und Voit die optimale Zusammensetzung der Nahrung ermittelt und später durch den Vitamin- und Mineralbedarf ergänzt. Die Festlegung des optimalen Körpergewichts, der Broca-Index, ist das Ergebnis medizinischer Forschung; bei Übergewicht oder Untergewicht die richtige Diät zu finden und den Kranken dazu zu motivieren, ist eine ärztliche Leistung. Die Verbesserung der Ernährung geschah also nicht naturwüchsig.

Die Entdeckung der Erreger der Infektionskrankheiten und der Biologie der einzelnen Keime waren nicht nur Voraussetzung für die Entwicklung von Antiseren, Sulfonamiden und Antibiotika. Rudolf Virchow für Berlin und Max von Pettenkofer für München haben die Notwendigkeit von Abwässerbeseitigung begründet und ihre Einführung selbst betrieben. Die Pasteurisierung der Milch, die Keimkontrolle des Trinkwassers, das Pavillonsystem der Krankenhäuser – das allgemeine Krankenhaus in Hamburg-Eppendorf war die beispielhafte Antwort der Krankenhaushygiene auf die Cholera –, die Lungenheilstätten, die Aktivierung der natürlichen Kräfte für die Heilung und die Verminderung der Ansteckung anderer in Familie, Schule und am Arbeitsplatz, waren medizinische Beiträge. Auch wenn man annimmt, was Illich in Übereinstimmung mit der medizinischen Epidemiologie tut, daß die Gefährlichkeit von Seuchen, etwa der Diphtherie und der Cholera, mit den biologischen Rhythmen der Erreger schwankt, muß man jederzeit mit neuen Seuchenzügen rechnen.

Die Ergebnisse lang zurückliegender Grundlagenforschung und die Kenntnis der Heilmittel werden dann willkommen sein. Sie gehören zum Erfolg der Ärzte. Das zu verschweigen, ist verantwortungslose Demagogie. Als Entlastung von diesem Vorwurf reicht es nicht, Johann Peter Frank, Edwin Chadwick, Rudolf Virchow und Max von Pettenkofer in Fußnoten zu zitieren. Die Ärzte schreiben sich ihre Erfolge nicht häufiger unbegründet zu als andere Menschen.

Die Vorstellung Illichs zur „nutzlosen ärztlichen Behandlung" und zur „Schädigung durch den Arzt" gehört zur Iatrogenese, wie sie von den Ärzten seit langem diskutiert wird. Illich billigt den Ärzten sogar zu, „Sie sind so alt wie die Medizin selbst und seit jeher Gegenstand der medizinischen Forschung"; denn „Arzneien sind immer potentielle Gifte". Höchste Aufmerksamkeit soll den Medikamenten – und anderen Heilmaßnahmen – gelten, deren Wirkung zweifelhaft ist, die aber nicht frei von Nebenwirkungen sind. Wenn Illich die zum Thema Zuckerkrankheiten und Bluthochdruck zitierte Literatur gelesen hätte, würde ihm nicht die intensive kritische Forschung und Diskussion über den Nutzen dieser Therapien entgangen sein. Was bei dem durch Insulin überlebenden Zuckerkranken als iatrogen erscheint, die Gefäß- und Nervenschäden, sind nicht Nebenwirkungen, sondern durch die Therapie noch nicht befriedigend beeinflußbare Spätfolgen der Krankheit, die vor der Insulinära nicht auftraten. Nachlässig ist es, 1977 in einem Buch bei der Behandlung des Bluthochdrucks die arterienchirurgischen Eingriffe mit einer Veröffentlichung von 1965 zu zitieren, als die sorgfältig ausgewerteten Erfahrungen schon zu größter Zurückhaltung geführt hatten.

Illich ignoriert, unterschätzt oder unterdrückt die Dynamik ärztlicher Selbstkontrolle durch medizinische Forschung. Schlimmer ist, daß er an solchen viele Leser persönlich angehenden Beispielen wie Zuckerkrankheit, Bluthochdruck und Krebs sein Versprechen, die Menschen nicht nur skeptisch gegen die Medizin, sondern auch zu eigenem Urteil und Entscheiden fähig zu machen, ein „Gleichgewicht zwischen dem Bürgerrecht zu gesunden und dem Bürgerrecht auf gerechte Gesundheitsversorgung" herzustellen, nicht einlöst.

Soziale Iatrogenesis

Die soziale Iatrogenesis, die Medikalisierung des Lebens, greift nun weit über die übliche Anwendung des Begriffs in der Medizin hinaus.

Die größte Gefahr sieht Illich wieder in der Uneinsichtigkeit der Ärzte hinsichtlich der Folgen, die die Nebenwirkungen ihres Tuns für die Gesellschaft haben, nachdem Technisierung, Verwissenschaftlichung, Organisation, Monopol die Bedingungen dafür schufen. Die Medizin ist, ohne daß sie das wollte oder wahrnahm, politisch wirksam geworden, indem sie eine morbide Gesellschaft stützt und die Gesundheit enteignet. Wiederum ist sie zur Selbstheilung oder zur Mithilfe an der Umkehr untauglich, weil sie ihrer Rolle verhaftet, in sie verliebt ist oder zu gut an ihr verdient, Geld und Sozialprestige nachjagt.

Wenn Illich sagt, „Heute versucht die Medizin die Träume der Vernunft technisch zu planen", so kann er damit nicht die Träume der Ärzte gemeint haben; sie sind keine Vorträumer der Nation. Der Wunsch möglichst lange zu leben, ist ein Urtraum der Menschheit. Die Medizin beteiligt sich erst seit der Mitte des 18. Jahrhunderts daran, als sie versuchte, dem vorzeitigen Tod, dem unnatürlichen Tod zu begegnen: Hunger, Seuchen, Ertrinken, Kindbettfieber, Säuglingssterblichkeit. Was könnte die Medizin heute auf sich allein gestellt gegen den Tod auf der Straße, in Kriegen und Revolutionen, an Unter- und Fehlernährung, an Drogen und Suiziden ausrichten?

Illich schreibt der Medizin aber die Macht und durch ihre Organisation auch die Kraft zu, die Menschen unfähig zu machen, gegen diese Übel Abhilfe zu suchen, weil sie sich der Medizin zu sehr überantworten. Außerdem soll die Medizin krankmachende Bedürfnisse erzeugen und die Erträglichkeitsschwellen für Mißbefinden, Schmerz, Angst, Niedergeschlagenheit und Sterben senken. Liegt das nun am Angebot der Medizin, an einem Entgegenkommen der Ärzte oder an einem Wechselspiel? Wie und wo entstehen solche Bedürfnisse und Schwellenveränderungen, wie verschieben sich Krankheitswerte? Illich gründet all diese Entwicklungen auf ein Monopol der Ärzte, das sich diese geschaffen haben und verteidigen; sein Bild ist die Einbahnstraße – als Sackgasse. Kein Zweifel, Institutionen – und die Medizin ist eine öffentliche Einrichtung – erhalten Normen und halten sich an ihnen fest. Aber sie erfinden sie nicht. Sie müssen sie ändern, wenn eine überwiegende Bewußtseinsänderung, ein neuer Konsens dies erfordert.

Wie erfolgt nun die Zuweisung der Aufgaben an die Medizin, deren Zunahme als Medikalisierung des öffentlichen und privaten Lebens bezeichnet und als eine von der Medizin ausgehende Gefahr beschrieben wird? Den Ärzten wird ein Monopol in der Definition von

Kranheit zugeschrieben. „In unserer Gesellschaft ist die Nosologie (die Krankheitslehre) fast völlig medikalisiert."

Sadegh-Zadeh hat gezeigt, daß keine der bisher versuchten Definitionen – und die Vielzahl der Versuche ist schon verdächtig – für den ärztlichen Alltag brauchbar ist. Hier wird man also vergebens nach einem Beleg für ein Monopol suchen. Illich meint auch wohl mehr die öffentliche Anerkennung eines subjektiven Krankseins oder einer objektiven Krankheit oder das Maß des beide umfassenden Leidens, die zunehmend einer Krank-Erklärung, der Benennung, also der Etikettierung mit einer Diagnose durch einen Arzt bedürfen. Das ist aber die Folge einer der Medizin von außen auferlegten Bürokratisierung. Daß Diagnosen dazu dienen, Krankheit sozial handhabbar zu machen, sta-

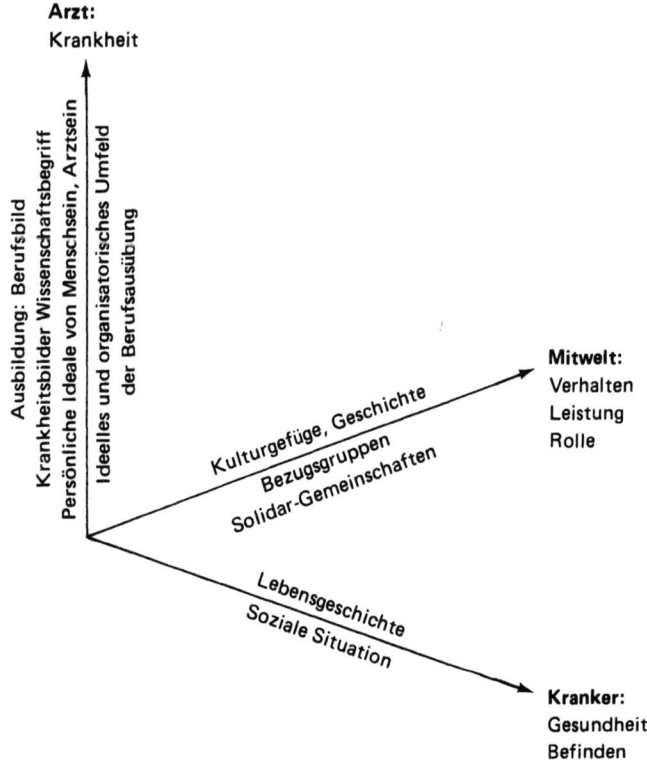

Abb. 4

bilisiert diese viel mehr als eine medizinische Orthodoxie. Über den wissenschaftlichen Wert von diagnostischen Begriffen, ihren Verständigungs- und Handlungswerten breitet sich zunehmend auch von außen wahrnehmbare Skepsis aus. Praktizierende Ärzte gehen deswegen davon aus: Wer einen Arzt aufsucht, ist krank. Mindestens die Hälfte der Kranken, wahrscheinlich 60–80% der Kranken suchen keinen Arzt auf und behandeln sich selbst, eine Tatsache, die Illich verschweigt, die sich die Ärzte selbst in den vergangenen Jahren aber immer wieder bewußt gemacht haben. In die „pathogenen" Universitätskliniken gelangt nur 1 von 1000 Kranken. Die Verständigung zwischen Kranken, Arzt und Gesellschaft über Krankheit und die zu ergreifenden Maßnahmen ist durch die Vielzahl der daran beteiligten Faktoren (Abb. 4) äußerst komplex.

Der Einfluß der Ärzte ist stark durch den öffentlichen Auftrag und das Vertrauen der Kranken; aber er ist nicht monopolistisch. Das Zusammenwirken gelingt nur in einem gemeinsamen kulturellen Zusammenhang. v. Ferber (1968) hat nachgewiesen, wie häufig Unzuträglichkeiten im mitmenschlichen Lebensbereich oder Unzumutbarkeiten am Arbeitsplatz beim Arzt um einen Krankheitswert und einen Krankheitsnamen nachsuchen. Alle Mißstände im sozialen System, alle Belastungen und Beschränkungen, sofern sie dem Arzt vorgetragen werden, als soziale Iatrogenese einzustufen und damit den Ärzten – zumindest mit der Wahl dieses Ausdrucks – als alleinigen Verursacher anzulasten, ist zwar rhetorisch-polemisch wirkungsvoll, entwertet aber die Kritik.

Eine mit der Benennung von Krankheiten unvermeidliche sozialmedizinische Iatrogenese hätte einer genauen Analyse bedurft; sie folgt aus dem öffentlichen Wirken der Ärzte. Diagnostik ist immer ein Zurechtstellen zum Zwecke des Handhabbar-Machens: Ein Kranksein wird zur Krankheit gemacht, um diese behandeln zu können; ein Kranker wird einem Krankentypus zugeordnet, um „standardisierter" mit ihm umgehen zu können. Das Ergebnis dieser Verfahren ist eine doppelgesichtige Iatrogenese. Die Lichtseite: die Aufgabe ist klar begrenzt, das Handeln des Arztes begründet; der Kranke weiß, „was er hat", der Name der Krankheit ist der öffentliche Ausweis berechtigten und berechtigenden Krankseins; der Fall ist klassifizierbar und z.B. kostenersatzfähig. Die Schattenseite: schlecht revidierbare Etikettierung, Vernachlässigung von nicht Einordbarem; der Kranke als Person verschwindet hinter dem Träger einer Krankheit und einer Krankenrolle. Iatrogenese ist hier Gestalten – der Krankheit – und Verunstalten – des Krankheitsverhaltens. Der „Problem-Patient" ist in der Regel Produkt des Nicht-Hineinpassens in ärztlich-pflegerische Denkweisen, Erwartungshaltungen; seine Entstehung oder Erscheinung ist häufig iatrogen. Hier gibt es für Ärzte noch viel zu lernen.

An der Erschließung neuer Kranheitsgruppen und an der Steigerung von Krankheitswerten ist die Medizin gewiß mit beteiligt. Sie schafft sich selbst große Schwierigkeiten, indem sie Bedürfnisse weckt, die sie dann nicht decken kann, weder wissenschaftlich noch personell, technisch, organisatorisch und finanziell. Die Nennung der Zahl der Depressiven, Hochdruckkranken, chronisch Nierenkranken oder Herzkranken suggerieren dem Leser Konsultations-, wenn nicht Behandlungsbedürftigkeit. Würden alle Betroffenen ihre Ärzte aufsuchen, müßte das zum Zusammenbruch der Organisation des Gesundheitswesens führen, ebenso wenn alle zu den empfohlenen – von Ärzten zunehmend skeptisch beurteilten – Vorsorgeuntersuchungen kämen. Vorsorgeuntersuchungen sind Teil der Medikalisierung des Lebens.

In Demokratien wirbt die Medizin häufig schon mit den Ergebnissen von Tierversuchen oder ersten Erfahrungen an Menschen um öffentliche Stiftungsmittel, um die Forschungen weiterführen zu können. In den meisten Fällen weckt das mehr Hoffnungen und Bedarf, als erfüllt werden können. Aber außerhalb der Medizin werden sicher mehr Bedürfnisse geweckt und politisch als Druck der Medizin auferlegt, als durch diese selbst. Die Versuchung und Gefährdung liegt darin, sich über die Grenzen des Gesicherten und Leistbaren hinaus darauf einzulassen. Ärztliches Handeln ist soziales Handeln und die Medizin eine soziale Wissenschaft. Soziale Fragen gehören zu diesem Handeln.

Kostensteigerung im Gesundheitswesen heißt bei Illich „Medikalisierung der Finanzen" oder iatrogene Belastung, wenn nicht Zerstörung des Volksvermögens. Dieser Vorwurf trifft die Gesundheits- und Sozialpolitiker, Krankenversicherungen und Ärzte gleichermaßen. Es gibt zwar noch keine brauchbaren Methoden zur Feststellung der Effizienz, des Verhältnisses von Kosten und Nutzen im Medizinbetrieb; Steigerungen des mittleren Sterbealters, also Verlängerung des Lebens oder Senkung der Morbidität, das entnimmt Illich der medizinischen Literatur zu Recht, eignen sich nicht als Begründung für mehr medizinischen Aufwand. Was Nutzen ist, wird im Regelkreis einer Gesellschaft in den gleichen Kraftfeldern und auf ähnlichen Wegen entschieden wie bei der Krankheit (Abb. 4). Illich ahnt das auch, wenn er schreibt „Jede

Kultur definiert ihre eigenen Krankheiten". Der Nutzen der Medizin ist nicht meßbar, also auch nicht gegen die Kosten aufrechenbar. Letztlich ist nur eine Verständigung im Einzelfall möglich. In weiten Grenzen wäre eine medizinische Inflation mit ähnlichen Mitteln wie eine monetäre zu bekämpfen. Deshalb gilt Illichs Kritik: „Wenn die Öffentlichkeit den Ärzten stillschweigend das Monopol zugesteht, den Bedarf zu bestimmen, dann verbreitert dies nur die Basis, auf der diese ihre Leistungen verkaufen können."

Pharmazeutische Iatrogenesis

Der um sich greifende Gebrauch von Arzneimitteln, wie von allen Mitteln, Lebensvollzug nach Bedürfnis und Bedarf künstlich zu steuern, ist nur zum Teil iatrogenetisch, dort wo Ärzte zu schnell, zu unüberlegt, zu wenig rational, als Ersatz fürs hilfreiche Wort dem Kranken – oder Gesunden – willfährig rezeptieren. Der Vermutung Illichs, daß die unwirksamen – auch in unwirksamer Dosis und Form angewandten, symptomatisch wirkenden –, Schmerz und Angst und den natürlichen Tagesrhythmus beeinflussenden Mittel den weitaus größten Teil der Arzneimittelkosten verursachen, ist zuzustimmen. Allerdings sollten immer auch die überflüssigen Operationen und psychotherapeutischen Sitzungen miteinbezogen werden. Der von Illich zitierte Hippokrates-Aphorismus „Für den Kranken ist das Wenigste das Beste" bedeutet natürlich nur die geringstmögliche noch wirksame Dosis und Dauer.

Medikalisierung ist nur zum geringeren Teil Iatrogenese. Denn nach wie vor werden die meisten Krankheiten und Beschwerden im Laiensystem durch Selbstmedikation behandelt. Es sieht nicht so aus, als ob dieser Anteil abnähme. Solange viele Medikamente nicht unter Rezeptzwang stehen, wie Rheumamittel, Schmerzmittel oder Beruhigungsmittel, werden sie mehr ohne als mit ärztlicher Verordnung gebraucht (Tabelle 2).

Zur sozialen Iatrogenese gehören auch die Medikalisierung des Alterns und des Sterbens – nicht des Todes, wie Illich, einem weitverbreiteten Mißverständnis besinnungslos folgend, sagt. Für diese beiden Bereiche ist es besonders leicht, die Unangemessenheit des Begriffs Iatrogenese nachzuweisen. Denn nach beiden Bereichen haben sich die Ärzte nicht gedrängt. Sie interessieren sich für die Pathologie der Lebensalter, nicht aber für ihre umfassende Medikalisierung als Ergänzung

Tabelle 2. Prozentsätze von Medikamenteneinnahme bei rheumatischen Beschwerden und anderen häufigen Symptomen. (Nach Wadsworth, 1971)

Grund	Medikament		Zahl der Beschwerden
	vom Arzt verordnet	im ärztlichen Vorfeld eingenommen	
Rückenschmerzen	18,3%	37,9%	797
Schmerzen in den Beinen	5,1%	12,2%	196
Schmerzen in den Gelenken	7,9%	9,1%	165
„Rheuma"	24,8%	32,6%	141
Knochen- und Gelenkkrankheiten	29,2%	35,4%	48
Andere Formen von Gelenkentzündung	9,7%	16,1%	31
Weichteilrheumatismus	11,5%	11,5%	26
Hexenschuß	60,0%	20,0%	15
Bandscheibenvorfall	28,6%	14,3%	7
Chron. Gelenkentzündung	–	28,6%	7
	16,4% = 235 Behandlungen	29,8% = 427 Behandlungen	100% = 1.433 Beschwerden
Kopfschmerzen	10%	43,8%	409
Müdigkeit	16,4%	14,6%	390
Abgeschlagenheit	6,5%	7,5%	371
Schlafstörungen	5,9%	10,4%	289
Kummer und Niedergeschlagenheit	4,3%	1,1%	184
Kummer	31,6%	15,2%	158
Starker Kopfschmerz	5,7%	44,3%	106
Geisteskrankheiten und Neurosen	14,8%	9,8%	61
	11,1% = 219 Behandlungen	19,0% = 373 Behandlungen	100% = 1968 Beschwerden

zu ihrer sozialen Ritualisierung und neuerdings auch Segregation. „In jedem Lebensalter werden die Menschen altersspezifisch entmündigt." Eine Formulierung, glatt wie ein Kieselstein, den überlebensgroßen Goliath Medizin tödlich zu treffen.

Aber die Gerontologie, die Wissenschaft von der Vergreisung, dem Alternsvorgang, ist nicht die Geriatrie, die Lehre von den besonderen Krankheiten, Kranheitskombinationen und Verläufen im Alter mit der entsprechenden Alters-Pharmakologie. Daß das Altern subjektiven Krankheitswert bekommen hat, geht auf Normverlagerungen in unserer Kultur zurück und ist keine Erfindung der Medizin. Der Vorgang gehört zu jenen Senkungen der Schwellen von Ertragen und Annehmen von Beschwerden, Behinderungen, Verzichten, die Illich beim Schmerz so scharf analysiert. Wenn die Regierungen die Fürsorge für die Alten, die Schwangerenbetreuung in ihre Gesundheitsbudgets einsetzen und über die Krankenversicherungen bezahlen lassen, so ist das zwar formal Medikalisierung, aber keine Iatrogenese.

Das Sterben im Krankenhaus ist auch für Ärzte und Schwestern eine Qual. Die anfänglichen Erfolgserwartungen der Intensivmedizin sind eher einer bedrückten Pflichterfüllung gewichen. Gruppentherapie der Therapeuten ist notwendig, auch in Dialyseeinheiten. Das Gefühl von Vergeblichkeit beruht nur zum Teil auf Enttäuschungen über technische Veranstaltungen und Täuschungen über die den Kranken noch verbliebenen natürlichen Überlebenskräfte. Es gibt Einblick in die tatsächlichen Beziehungen von Ärzten und Pflegepersonen zu Kranken. Sie sind mit dem Rollenmodell von Parsons (1966), das Illich heranzieht, nicht angemessen zu beschreiben. Es handelt sich um Objektbeziehungen, Gefühlsbeziehungen und emotionale An- und Abhänglichkeiten, Identifizierungen, Übertragungen. Es kommt zu Selbstwertkrisen; das zeigt jenseits aller professionellen Routine, Technik, Organisation die Suche nach Sinn.

Mit der „verwalteten Instandhaltung des Lebens auf einem hohen Niveau subletaler Krankheit" und mit Verallgemeinerungen „Die Krankenhausbetten sind angefüllt mit Körpern, die weder tot noch lebendig sind. Der Zauberdoktor empfindet sich als Krisenmanager. In widerwärtiger Form führt er dem Bürger in seinem letzten Stündlein den tödlichen Traum der Gesellschaft von unbegrenzter Macht vor", kann Illich der Lage im Krankenhaus nicht gerecht werden. Das Krankenhaus, sein Personal, seine Verwaltung, seine Raumgestaltung waren und sind schlecht darauf vorbereitet, die Verlagerung des Sterbens aus dem Haus in das Krankenhaus zu bewältigen. Der ehemalige Priester Illich müßte eigentlich wissen, daß Riten dort entstehen, wo die Ratio am Ende ist. Sie schützen alle Betroffenen, in diesem Falle Sterbenden, Schwester, Arzt. Sie geben Versagensgefühlen, Angst, Trauer, Scham eine Ordnung des Verhaltens und des Gefühlshaushalts.

Medizin ist eben nicht auf Heilung fixiert, sondern da, wo es nichts zu heilen gibt, auch auf Hilfe und Pflege. Dazu gehören auch die chronischen Krankheiten, die lebenslänglicher ärztlicher und pflegerischer Fürsorge bedürfen. Ist damit das Leben dieser Kranken medikalisiert? Nirgends werden die inneren Leiden Illichs so sichtbar wie in dem selbstquälerischen Zynismus des „Krankenhauses als Kathedrale", in den „Kreuzwegstationen des Warte- und Sprechzimmers", „medizinische Initiation", „Erlösung durch die Wissenschaft" oder „Medikalisierung des Wunders". Das wird den gerade an dieser Stelle so wichtigen Dialog psychodynamisch belasten und erschweren. Oder will Illich ihn im Grunde gar nicht? Befriedigen ihn seine Apercus schon, wenn sie niedergeschrieben sind? Dem würde seine Erklärung, sich nicht mehr mit der Medizin zu befassen, entsprechen. Was eigentlich hat Illich in seinem Leben getan, um die Zustände, wie er sie jetzt sieht, zu verhindern? Wäre er vielleicht selbst gerne Arzt geworden? Es sind nicht die schlechtesten Ärzte, die an der Medizin leiden.

Kulturelle Iatrogenesis

Der Vorwurf der kulturellen Iatrogenese suggeriert, daß die gegenwärtige Medizin und die Verfassung der Ärzteschaft Schrittmacher eines Kulturverfalls sind. Anti-Iatrogenese wäre dann wesentlicher Bestandteil einer Kulturrevolution. Der Medizin-Betrieb schwächt den Willen der Menschen, „ihre Realität zu erleiden"; er zerstört die Bereitschaft, „ihre menschliche Schwäche, Verletzlichkeit und Einmaligkeit auf persönliche, autonome Weise zu bewältigen". Entmündigung der Menschen und Enteignung ihrer Gesundheit sind die Folge. Ist aber die Ursache dafür die Medizin? Oder gibt diese den Menschen die willkommene Gelegenheit, sich zu entlasten, sich der Selbstverantwortung zu entledigen, vor Leiden zu fliehen? Niemand weiß besser als der Arzt, wie schnell der Kranke bereit ist, sich ganz in seine Hand zu geben, alle Verantwortung abzutreten, aber auch wie notwendig und wie schwer es ist, den Kranken bei chronischer oder unheilbarer Krankheit, oft auch nach der Gesundung, wenigstens zum Teil wieder sich selbst zu überantworten. Er empfindet es als Bürde, als nicht zu Ende geführte Therapie, tröstet sich wohl auch mit dem Gefühl, einen anhänglichen, dankbaren Patienten zu haben. Aber zu Größenwahn verführt gerade diese Lage am allerwenigsten.

Die kulturelle Iatrogenese prangert Illich am schärfsten an. Gerade hier ist aber die aktive Rolle der Ärzte am wenigsten erkennbar und wird auch am dürftigsten belegt. Wenn man vom Schmerz spricht, so redet man nicht mehr biologisch und medizinisch, sondern anthropologisch und moralisch: Schmerz als Erzieher, mit ihm lernen wir unseren Körper kennen und schützen. Er ist notwendig zur Selbstbewahrung wie Angst und Scham und auch Niedergeschlagenheit. Gerade Ärzte würden dem nicht widersprechen. Wohl aber würden sie auf Unterscheidungen bestehen; dem Oberflächen- und Tiefenschmerz auf der einen, dem vegetativen Eingeweideschmerz und den metaphysischen Schmerzen auf der anderen Seite. Die Medizin braucht solche Unterscheidungen, schon um die gezielte Therapie zu finden. Die Ärzte würden außerdem betonen, daß nur solche Schmerzen mit Schmerzmitteln, krampflösenden oder angstlösenden Mitteln zu behandeln sind, die durch Stärke, Sitz oder Unzeitigkeit das beeinträchtigen, was Illich sehr treffend als wesentliches Kennzeichen von Gesundheit hervorhebt: erlebte Freiheit und Wahrnehmung seiner Rechte in der Selbstgestaltung seiner Gesundheit. Nicht nur aus den Erlebnisschilderungen des Kranken, sondern auch aus dessen Verhalten stellt der Arzt fest, ob ein Schmerz als Warner oder als Quäler auftritt. Selbst dort wo der Schmerz die Aufgabe des Warnens hat, nimmt er ihn nicht ganz weg, etwa beim chronischen Gelenkrheumatismus oder bei der Angina pectoris, weil die hohen Dosen Nebenwirkungen, etwa Schläfrigkeit, Unaufmerksamkeit im Verkehr, Konzentrationsschwäche im Beruf, auslösen könnten, vor allem aber weil völlige Schmerzfreiheit den Kranken zu Überlastungen des entzündeten Gelenks oder des mangelhaft durchbluteten Herzens veranlassen.

Sofern Illich überhaupt an Ärzte appelliert, in der geringen Hoffnung, sie würden ihn verstehen, ist dieser Appell ein moralischer. Wie die meisten Kulturkritiker setzt Illich moralisch gegen technisch. Nun ist die Medizin eine Technik wie alle menschlichen Veranstaltungen zur Lebenserleichterung, ein durch Wissen und nicht durch Zufall geleitetes Können für Zwecke, die in einer sozialen Übereinkunft als moralisch gelten. Insofern war Technik immer auf Moral bezogen. Was

Illich wahrscheinlich meint, ist die Verselbständigung der technischen Möglichkeiten gegenüber ihren Zwecken, die Meinung, die Anwendung sei an sich schon gut, moralisch. Illich drückt es so aus: „Der Arzt hat zunehmend seine Rolle als Moralist abgelegt und die eines aufgeklärten wissenschaftlichen Unternehmers angenommen." Die Erinnerung an diese Versuchung hat Gewicht.

Wenn der Arzt je ein Moralist war und es in Konkurrenz zu Philosophie und Theologie sein durfte – was ich bezweifle –, so doch allenfalls, indem er im Sinne des Maimonides warnte, aber nicht strafte, riet, aber nicht befahl, indem er heute dem Kranken hilft, sich an seinen eigenen moralischen Normen zu messen, auch moralisch zu sich und seiner Entscheidung zu finden. Logisch etwas spitzfindig könnte man Illich fragen, wenn der Arzt – wie er behauptet – in der Regel dem Kranken die Verantwortung abnimmt, inwiefern verhält er sich dann nicht mehr moralisch, sondern technisch? Vielleicht doch erst dann, wenn er sich für einen Übermenschen hält, aufhört „ein gewöhnlicher Mensch zu sein". Diese Warnung nehmen wir Illich gerne ab.

Unmoralisch wäre der Arzt wohl auch dann, wenn er ohne Not den Kranken oder seine Angehörigen für unfähig erklärt, an der Gesundung mitzuwirken; das wäre auch bei unnötiger Einweisung in ein Krankenhaus der Fall. Brachlegen oder -liegenlassen von Menschlichkeit – Mitmenschlichkeit und Eigenhilfe – wäre unmoralisch. Der Gesundheit Waren- und damit dem Menschen Gegenstands-Charakter geben, auch das wäre unmoralisch, weil inhuman. Wenn der Arzt als Diagnostiker und Therapeut hinter dem Team, den Apparaten, den Laborwerten, der Organisation als Person unsichtbar und im Falle von iatrogenen Schäden im eigentlichen Sinn ungreifbar wird, wandelt sich ärztliches Versagen tatsächlich „vom ethischen in ein technisches Problem". Wer weiß, wie Schmerz eine Persönlichkeit zerstören oder an ihrer Entfaltung hindern kann, wird Illich kaum in einer verallgemeinernden Sentenz wie dieser folgen können: „Die Medizin-Zivilisation aber verwandelt den Schmerz in eine technische Frage und beraubt das Leiden seiner wesentlich persönlichen Bedeutung" – weil sie ihn verkörperlicht, mißt und chemisch behandelt, nicht jedoch wenn sie seine Ursache beseitigt.

Unangebrachter therapeutischer Nihilismus

Iatrogenese ist für Illich der Name einer Epidemie, einer Pandemie, die selbstverantwortliche Lebensbewältigung bedroht. Die Hauptsymptome sind: Die Therapie schafft mehr Schäden als sie Krankheiten heilt; der Wille der Menschen, Schmerzen zu ertragen, Sterben zu erleiden, Krankheiten zu erdulden, sich selbst zu helfen, ist gelähmt. Der Erreger und zugleich diese Krankheit sind „die Ärzte". Damit meint Illich regelmäßig „die etablierte Medizin", die „professionellen Standesorganisationen", „die professionellen Experten", den „säkularisierten äskulapianischen Tempel", den „von der eigenen Bedeutung überzeugten Berufsstand", „ein auf die Person des Arztes abgestelltes Gesundheitssystem", „Monopol über die hygienische Methodologie", „soziale Organisation von Medizin", „gesundheitsverweigernde Medizin", „medizinische Ideologie", die die Lebenskraft des Einzelnen lähmt, wissenschaftliche Errungenschaften mißbraucht. Der Zweifel Illichs an der moralischen Integrität der Ärzte in bezug auf den Willen und das Vermögen mehr zu nützen als zu schaden wiegt schwer.

Andererseits bemerkt Illich, daß die „Diskussion über den krankmachenden medizinischen Fortschritt ... heute beherrschendes Thema ärztlicher Fachtagungen" ist, oder daß sich „die Forschung mit den Krankheit erzeugenden Faktoren von Diagnose und Therapie befaßt und Berichte über paradoxe, durch die Heilung von Krankheit verursachte Schäden immer mehr Raum in der medizinischen Fachpresse beanspruchen". „Die Zeitungen sind voll von Berichten über den Gesinnungswandel führender Mediziner: die Pioniere der sogenannten wissenschaftlichen Durchbrüche von gestern warnen die Patienten vor den Gefahren ...". Die Medizin tut also, was Illich von ihr erwartet, mit den Methoden ihrer Wissenschaft die Folgen ihrer Tätigkeit – auch die unerwarteten und unerwünschten – zu untersuchen.

Woran liegt es dann aber, daß die Medizin nicht in der Lage ist, sich, wie Illich feststellt, selbst die Diagnose der Iatrogenese zu stellen, die Umkehr, die Metanoia, als Ganzes zu vollziehen, die er einzelnen Ärzten zugesteht? Weil sie sich nicht hinreichend grundsätzlich und umfassend in Frage stellt, zum Problem, zum Forschungsgegenstand macht. Die Kenntnisnahme von wissenschaftlichen Arbeiten zu diesem Thema überzeugt Illich noch nicht davon, daß die Medizin sich selbst erforschen und die Erkenntnisse auf sich selbst anwenden kann und will.

Dem stehen entgegen: zünftlerische Monopolisierung, Szientismus des Gesundheitswesens, „unter allen Spezialisten unserer von Spezialisten beherrschten Zeit sind die Ärzte diejenigen, die für dieses dringend fällige Unternehmen das höchste Maß an professioneller Inkompetenz mitbringen", Selbstüberschätzung, „Gesundheitsverwaltung durch Experten"; „Selbstbeschränkung der Ärztezunft" wäre zu wenig, um die Pandemie Iatrogenese einzudämmen oder auszurotten, denn „diese kann nicht von denen, die davon profitieren, zurückgenommen werden"; der „öffentliche Kultus einer medizinischen Priesterschaft", die „allmächtigen ärztlichen Zünfte", „die Medizin-Technokraten neigen dazu, eher den Interessen der Wissenschaft als den Bedürfnissen der Gesellschaft zu dienen".

Für Illich ist Iatrogenesis ein Teil der Nemesis, der Vergeltung, der Rache, die Kehrseite der als Hybris verstandenen Fortschritte der Medizin. Im Grunde handelt es sich um die mythologische Form des Problems von Nutzen und Schaden in der Anwendung wissenschaftlicher Erkenntnisse. Nicht Wissenschaft, das Streben nach Erkenntnissen und Erklärungen, nicht der Versuch, Zufall durch Vorherwissen und Methode des Planens zu ersetzen, ist Hybris, Übermut, Vermessenheit. Wohl aber könnten Blindheit und Stolz dazu verführen, sich als Herrscher über Natur, Menschen, Gesundheit und Krankheit zu fühlen, wo man nur einen Zipfel des geheimnisvollen Gewebes oder Bruchstücke in Händen hat. Wer Wissenschaft – wie der Arzt – anwendet, unterliegt der Hybris, wenn er sich in falscher Sicherheit wiegt, im blinden Vertrauen, daß er aus wissenschaftlich gefestigten Gründen handelt, die Grenzen dieser Wissenschaft übersteigt. Hybris ist dort, wo der Arzt sich nicht mehr rational in den Grenzen seines Wissens und Könnens bewußt bewegt und hält, oder wo er emotional seine bescheidene Rolle als Diener der Natur vergißt oder verleugnet. Die Konfrontation mit Hybris und Nemesis mag ihn daran erinnern, daß er nicht – wie es oft heißt – Gesundheit „herstellt". Er hilft der Natur, oft genug mit bescheidenen Mitteln und geduldigem Zusehen und Zureden, wieder zu sich zu kommen, ihr Gleichgewicht wiederherzustellen. Darauf sollten wir uns täglich besinnen.

Anstoß erregt bei den Kritikern der Medizin offensichtlich eine nach außen gewandte Haltung der Arroganz des Könnens, Machens, Beherrschens, der Überheblichkeit und Anmaßung einer Objektivität, die sich über die Grenzen von Wissen und Fähigkeiten und über die Doppelgesichtigkeit der Folgen des Fortschrittes erhebt. Man vergißt oft, daß jede Behandlung ein Versuch ist, und möge sie mit noch so vielen Experimenten an Tieren und Erfahrungen an Menschen statistisch „gesichert" sein.

Die Formel vom kalkulierten Risiko – die für jedes ärztliche Tun und Unterlassen in gleicher Weise gilt – erscheint zwar als Rechtfertigung, sie ist aber nicht geeignet, den Arzt zu beruhigen. Zwar leitet ein waches Gewissen – nicht zu schaden, nicht unnütz zu quälen – den Arzt zur Sorgfalt im Entscheiden und Handeln an. Der Mißerfolg trotz aller gewissenhaften Befolgung der Regeln entlastet aber nicht sein Gewissen, sondern weckt und schärft es. Erfolg und Mißerfolg und nicht Gewissenhaftigkeit und Nachlässigkeit sind die Rückmeldungen an das Gewissen.

Abbau der Medikalisierung

Iatrogenese im engeren Sinn ist die vom Arzt beeinflußbare Medikalisierung. Ihre Art und ihr Ausmaß wären zunächst zu untersuchen mit den Fragestellungen und Methoden der Medizin als Wissenschaft unter dem Leit- und Gesichtspunkt: Wird mehr genützt als geschadet und wissen die Menschen, in welchem Verhältnis Nutzen und Schaden zueinander stehen, im allgemeinen (bei einer bestimmten Krankheit, einem Medikament, einer Impfung, einer Operation, einer Rehabilitation) oder im besonderen Fall eines als Kranken oder Angehörigen Betroffenen. Es liegt also nicht allein in den Händen der Ärzte, ihrer Berufs- und Standesorganisation – ihrer Zunft, wie Illich meint – zu bestimmen, was Nutzen und was Schaden ist. Das wird im gesellschaftlichen und staatlichen Zusammenleben der Menschen bestimmt. Ärzte sind daran beteiligt, als Antwortende auf Fragen oder mit eigenen auf Erfahrungen und auf neue wissenschaftliche Erkenntnis gestützten Vorschlägen und Gutachten.

Die Mittel der Medizin in der Untersuchung des von ihr zu verantwortenden Schadens sind Selbstkontrolle des einzelnen Arztes als Praxis seiner Erziehung zu Gewissenhaftigkeit und Wissenschaftlichkeit; kollegiale Kontrollen in Form von engmaschigem Konsiliardienst, zu dem Überweisungspraxis, Pathologie, klinische Pharmakologie und Medizinsoziologie gehören: Ärzte-Teams mit verschieden großer Erfahrung; innerständische Selbstkontrollen wie die Wirtschaftlichkeitsprüfung durch die Kassenärztlichen Vereinigungen. Untersuchungen über die Leistungsfähigkeit des Gesamtsystems oder von Teilsystemen

(Krankenhaus, Gemeinschaftspraxis, Einzelpraxis) durch Betriebswirtschaft und Medizinsoziologie, Aufarbeitung von Daten und Erfahrungen der Krankenversicherungen, Analyse politischer Einflußgrößen auf Gesundheits- und Krankheitsverhalten.

Nicht was ein Lehrbuch der Medizin, ein Gesetz oder eine Versicherungsordnung als gesund oder krank festsetzt, entscheidet über das Verhalten der Menschen in dieser Sache, sondern wie Menschen sich gesund oder krank fühlen, als aktuelle Bilanz ihres Daseins, gegenwärtige Stimmung, Befinden, Zufriedenheit, an welchen Maßstäben das gemessen wird und letztlich wie diese Zustände gewertet und verantwortet werden.

Wie der Vorgang der Iatrogenese von Gesunden, mehr noch von Kranken beobachtet und beeinflußt wird, sollte nicht vom Ausmaß eines ungerichteten und gefühlsmäßig bewegten allgemeinen Mißtrauens abhängen, sondern von Formen einsichtiger und hilfreicher Mitarbeit der Kranken: Fragen an den Arzt nach Gründen, Folgen, Wirkungen. Die Antworten erklärend und aufmerksamkeitssteigernd (Selbstbeobachtung); Lesen der Begleitzettel von Arzneimittelpackungen; Erkundung beim Apotheker; Mitteilung von Bekömmlichkeit und Verträglichkeit; Aufrichtigkeit in Einnahme oder Nichteinnahme von Medikamenten („Compliance").

Daß die hippokratischen Grundsätze „mehr nützen als schaden" und „nicht unnütz quälen" uneingeschränkt gültig sind, wird von allen Ärzten anerkannt. Illich sät — und unterstützt damit die vielfachen kritischen Selbstbefragungen — den Zweifel vor allem auch in den Köpfen und Herzen der Ärzte, ob sie immer so genau sagen können, daß ein diagnostischer und therapeutischer Eingriff mehr Nutzen bringt als Schaden. Das kann letztlich nur der Kranke an seinen Maßstäben messen. Deshalb sollten mehr Veröffentlichungen gleichzeitig die Auswertung der Ergebnisse von Therapien und deren Vergleiche „Vorher — Nachher" enthalten. Die damit verbundenen Schwierigkeiten weisen darauf hin, daß die Prognose nach wie vor die anspruchsvollste Leistung des Arztes ist.

Beißender wird der Zweifel, wenn man fragt, ob Nutzen und Schaden immer auf den einzelnen Kranken bezogen wurde — wie die hippokratische Ethik es selbstverständlich voraussetzte. Davon gab es immer öffentlich gebilligte Ausnahmen, die nicht in der Zuständigkeit von Ärzten lagen: die Seuchen, die Krüppel, die Verhaltensgestörten; Kirchen, Gemeinden, Stiftungen, Verwaltungen regelten das, sofern

Sippen und Familien dazu nicht in der Lage waren. An der Wende vom 18. zum 19. Jahrhundert geraten Ärzte in den Sog staatlicher Organisationsgewalt zur Sicherung des öffentlichen Wohls. Spätestens von da an kann man nicht mehr sicher sein, ob von allen, auch den Ärzten, das Verhältnis von Nutzen und Schaden immer auf den einzelnen Kranken und nicht auf die Allgemeinheit bezogen wird. Jede statistische Aussage vernachlässigt das Individuum. Das zeigen schon die frühesten Beispiele: Skorbut, Aderlaß bei Typhus, Kindbettfieber. Statistik kann für den Arzt eine tückische Gewissensberuhigung bedeuten: Die Ergebnisse kommen später dem Einzelnen zugute; ob aber auch immer unter der Berücksichtigung dessen persönlicher Voraussetzungen? Die Unsicherheiten nehmen kein Ende und Illich hat sich zum scharfzüngigen Sprecher vieler Zweifel gemacht, soweit sie öffentlich erkennbar und wirksam sind. Alles was er sagt, bewegt auch die Gewissen vieler Ärzte – und manches Ungesagte auch.

Kein Zweifel, Illich predigt den weltweiten Kreuzzug, nicht die individuelle Besinnung – des einzelnen Menschen, Kranken, Arztes in ihrem Selbstverständnis und ihrem Umgang miteinander –, die dem Nachdenken auch über die Diagnose Iatrogenese folgen müßte. Wir stoßen hier auf dieselben Verständigungsschwierigkeiten: Iatrogenese ist für den Arzt ein individualisierender Begriff – dieser Arzt, dieser Patient, diese Krankheit, dieses Medikament, diese Operation und diese Folgen.

Illich kritisiert die Rolle der Ärzte als Ärzteschaft, Stand, Zunft, Interessenvertretung von der Funktionsstruktur her. Er übersieht, daß in den einzelnen Ländern erhebliche Unterschiede der Organisation, der Selbstverwaltung, der Vertragsbedingungen oder der staatlichen Aufsicht bestehen, die Pandemie Iatrogenese aber immer dasselbe Bild und keinen anderen Verlauf hat. Die Unabhängigkeit des einzelnen Arztes von seiner Standesvertretung ist erheblich. Bei Illich kommt die vielgestaltige und vielschichte Situation der einzelnen Ärzte nicht ins Blickfeld. Er vergißt besonders jene Ärzte, die sich in der freien Praxis immer noch den Fragen und Forderungen, den Bedenken und der Kritik, den Beanstandungen und Zumutungen, kurz der Kontrolle durch ihre Kranken und deren Familien stellen müssen. Nicht erwähnt werden die zahlreichen Formen gegenseitiger Kontrolle der Ärzte gerade im Wechselspiel von Allgemeinmedizin – Spezialisten – Krankenhäusern, die Gleichzeitigkeit – schon in der Ausbildung – von zudeckender und aufdeckender Kollegialität.

Medizinische Nemesis: Wer rächt wen?

Die Kritik an der Heilkultur der Industriegesellschaften kleidet Illich in ein mythologisches Gewand: Für Überheblichkeit – Hybris – rächen sich die Götter – Nemesis. Hochmut kommt vor dem Fall – so die Apokalypse. Aus dem Hochmut der Ärzte entspringt die Iatrogenese als Rache. Aber über wen kommt sie nun eigentlich, über die übermütigen Ärzte oder über die Kranken oder über Gesunde und Kranke, Gerechte oder Ungerechte? An wen richtet sich das „Wehe!" in Illichs Drohungen.

Auf die „medizinische Nemesis" wurde Illich – wie er schreibt – durch eine Abbildung aus Honoré Daumiers „Némésis médicale" aufmerksam, die in Werner Blochs „Der Arzt und der Tod in Bildern aus sechs Jahrhunderten" zu finden ist. Weder diese Abbildung noch der ganze Bild-Zyklus helfen im Verständnis dessen, was Illich sagen möchte, so recht weiter. Daumiers Zyklus ist eher eine Illustration zum Mythos von der Büchse der Pandora: das vielfältige Leiden an Krankheiten, die Mühsal des Arztes, Bedrängnis und Vergeblichkeit, Medizin als Teil der conditio humana. Aber daß die Medizin als eine Strafe über die Menschen kommt, als eine „Pestilenz", oder daß eine anmaßend hochmütige Medizin durch eine Verweigerung der Menschen, sie als Hilfe anzuerkennen und anzunehmen, bestraft würde, das gerade sagen die Bilder nicht aus.

Kulturkritisch gewendet will Illich sagen: Für die, die sich der Selbstanstrengung, gesund zu bleiben oder es zu werden, entziehen, die mit Medikamenten ein leidloses Dasein erzwingen wollen, über die kommt die Rache für Selbstentmündigung, Leidentfremdung, Flucht in den technisierten verwalteten Medizin-Betrieb. Zur Strafe fallen diese Menschen in die Hände der Ärzte. Eine ähnliche Warnung findet sich schon bei Jesus Sirach. Tatsächlich scheinen sich die Menschen – und unter ihnen auch die Ärzte – nicht immer daran zu erinnern, daß Helfen in Not eine der Natur des Menschen innewohnende Antwort auf menschliches Elend ist.

Die Zustände, die Illich im Verhältnis Menschen – Ärzte, Kultur – Medizin vorfindet, unterliegen der Dynamik und der Rückkopplung: der Arzt unter Druck – der Kranke in Enteignung unter Preisgabe der Verantwortung für seine Gesundheit. Allmächtigkeitsgefühle von Ärzten entsprechen der Wissenschaftsgläubigkeit von Menschen. Beide bedingen und steigern sich – gäbe es nicht die Ernüchterungen und

Enttäuschungen und das Erschrecken der Ohnmacht bei beiden Partnern. Unbescheidenheit, das kann das Buch von Illich lehren, bringt Mißtrauen hervor.

Literatur

Anderson, J.A.D.: The role of proprietary products in health care. Proprietary Association of Australia 1976
v. Ferber, C.: Zur Gültigkeit von Aussagen über Verhaltensweisen von Sozialversicherten. Die Ortskrankenkasse *50*, 324 (1968)
Freyers, G.R.: Research into home medication in collaboration with doctors. Gesundheit – Krankheit – Arbeitsunfähigkeit; Selbstmedikation. Schriftenreihe: Arbeitsmedizin, Sozialmedizin, Präventivmedizin. Stuttgart 1977
Heintz, R.: Erkrankung durch Arzneimittel, 2. Auflage. Stuttgart 1977
Maiwald, D.: Selbstbehandlung – Selbstmedikation aus der Sicht des Arztes. Schriftenreihe: Arbeitsmedizin, Sozialmedizin, Präventivmedizin. Stuttgart 1977
Kuemmerle, H.P., Goosens, N.: Klinik und Therapie der Nebenwirkungen, 2. Auflage. Stuttgart 1973
Moser, R.H.: The diseases of medical progress; a study of iatrogenic diseases, 3. Auflage. Springfield 1969
Parsons, T.: The social system. London 1966
Sadegh-Zadeh, K.: Krankheitsbegriffe und nosologische Systeme. Metamed Vol. 1, 4. (1977)
Spain, M.: The complications of modern medical practices. New York 1963
Wadsworth, M.E.J., Butterfield, W.J.H.: Health and Sickness; the choice of treatment. Tavistock Publications. London 1971

Selbstverwirklichung statt Entfremdung
Die Verantwortung des Kranken
für seine Gesundheit

P. Matussek

> *Die bewußt gelebte Gebrechlichkeit, Individualität und soziale Offenheit des Menschen machen die Erfahrung von Schmerz, Krankheit und Tod zu einem integralen Bestandteil seines Lebens. Die Fähigkeit, diese drei Dinge autonom zu bewältigen, ist die Grundlage seiner Gesundheit. Wird er von der bürokratischen Verwaltung seiner Intimsphäre abhängig, dann verzichtet er auf seine Autonomie, und seine Gesundheit muß verfallen. In Wahrheit ist das Wunder der modernen Medizin Teufelstrug. Es besteht darin, daß nicht nur Individuen, sondern ganze Bevölkerungen dazu gebracht werden, auf einer inhuman niedrigen Stufe der persönlichen Gesundheit zu überleben. Die medizinische Nemesis ist die negative Rückwirkung einer Gesellschaftsordnung, die ursprünglich jedem Menschen gleiche und bessere Chancen der autonomen Lebensbewältigung bieten wollte und schließlich dahin gekommen ist, diese zu zerstören.*   *Ivan Illich*

Die wissenschaftlich orientierte Medizin trage zur Selbstentfremdung des Menschen bei. Die Medizin mache den Menschen nicht gesünder und somit auch zufriedener und lebensfähiger – im weitesten Sinne –, sondern kränklich und daher unzufriedener. Diese Vorstellungen begründet Illich einfach damit, daß die Mittel der wissenschaftlichen Medizin den Menschen von sich entfremden und ihm dadurch den Weg zu dem Maß an Gesundheit verbauen, das ihm ohne die moderne Medizin möglich wäre.

Doch warum soll das reichhaltige Instrumentarium der technisch-wissenschaftlichen Medizin mit ihren höchst komplizierten Grundlagen eher ein Hemmfaktor der Gesundheit als ein förderndes Element sein? Haben nicht gerade Technik und Wissenschaft der Medizin die Erkenntnisse über den Organismus und seine Störungen in einer Weise vertieft, wie es noch vor einem halben Jahrhundert für unmöglich gehalten wurde? Kommt der Trugschluß von Illich nicht nur dadurch zustande, daß der Medizin Aufgaben zugewiesen werden, die ihr wesensfremd sind?

Immer wieder charakterisiert Illich den Fluch der modernen Medizin mit dem Schlagwort von der „Selbstentfremdung des Menschen". Die Medizin wird damit in all jene gesellschaftlichen Kräfte eingereiht, die eine dem Menschen entsprechende Entfaltung erschweren. Je länger diese andauern, desto deutlicher sind ihre Folgen: vergiftete Nahrungsmittel, Verschmutzung des Wassers, Anstieg von Lärm mit all den natur- und damit lebensfeindlichen Elementen des wissenschaftlich-technischen Fortschritts.

Ist die Gleichsetzung der Medizin mit diesen heute überall beschworenen Umwelt-Gefahren der Technik berechtigt? Die schädlichen Einflüsse von verschmutzten Flüssen, engen Wohnungen, verpesteter Luft sind offenkundig. Sie tragen zweifellos zur Verarmung menschlichen Daseins bei. Aber wie sollen Tabletten gegen Lungenentzündung und Bluthochdruck oder lebensrettende Eingriffe das Leben des einzelnen ungesünder machen, nur weil diese Maßnahmen die Entfaltung des eigenen Selbst behindern? Ist der Mensch seinem Selbst näher, der als Folge einer Nierenerkrankung unter Bluthochdruck leidet und einen Schlaganfall bekommt, als jener, der das Nierenleiden erfolgreich ohne Konsequenzen eines Bluthochdrucks und Schlaganfalls behandeln läßt?

Durch diese provokative Formulierung wird sogleich das Dilemma deutlich, das sich hinter diesem Axiom verbirgt. Kant ging davon aus, daß „ein jeder seine eigene Art hat, gesund zu sein". Das besagt letztlich nichts anderes, als daß es keine allgemeingültigen Gesundheitsnormen gibt. Die individuellen Variationen von „Gesundheit" beginnen schon bei den anatomischen Verhältnissen, Körpergröße, Bau und Proportion der Gliedmaßen, Stärke und Schwäche der „Konstitution" als Inbegriff der erblich gesetzten Grenzen für die „körperliche" Tragfähigkeit — nicht jeder ist beispielsweise für den Hochleistungssport geschaffen —, und vollenden sich in einer Reihe psychischer Merkmale, die trotz umweltbedingter Beeinflußbarkeit ihre mitgegebenen, unüberschreitbaren Grenzen besitzen. Jede Begabung, sei es für Sprache, Musik oder Mathematik, gehört hierher. Ein musikalisch Unbegabter wird trotz größter Übung nicht zum pianistischen Wunderkind.

Diese banalen Selbstverständlichkeiten verbergen jedoch den eigentlichen Kern im Ausspruch Kants. Die Frage ist nämlich nicht, inwieweit jeder durch seine Chromosomen körperlich und seelisch eine Reihe von unveränderlichen Determinanten in sich trägt und damit zunächst, also vom Beginn seines Lebens an, schon festgelegt ist. Es geht vielmehr darum, wie weit die Grenzen sind, in denen sich Denken, Fühlen, Planen und Wollen, das berufliche und private Glück entfalten können – und zwar durch eigenes Tun, durch Übernahme der Verantwortung für die eigene Entwicklung.

Wie schwierig diese Grenzen festzulegen sind, zeigt der Gelehrtenstreit um die Vererbung der Intelligenz. Die Forscher, die mit dem Anspruch der unbestechlichen Wissenschaft auftraten und demzufolge auch „unerschütterliche" Beweise vorlegten, schieben mindestens 70–80% der Intelligenz der Vererbung zu, im Gegensatz zu jenen, die den Umwelteinflüssen die größere Wirkkraft zubilligten. Schließlich wurden die Verfechter der Erbtheorie nicht nur des Irrtums, sondern sogar des Betruges überführt. Die Zahlen, auf die sie sich beriefen, waren manipuliert. Was und wieviel an der Intelligenz der Erbmasse oder der Umwelt zugeschrieben werden muß, ist selbst bei einem vergleichsweise leicht zu messenden Merkmal wie diesem bisher nicht geklärt. Wieviel schwerer ist es bei viel komplizierteren Eigenschaften, etwa Fleiß, Zuverlässigkeit, Neugier, Wissensdurst, Kreativität oder Verantwortungsgefühl?

Ähnlich schwierig ist es, den Anteil psychischer Faktoren beim Entstehen und Vergehen von Krankheiten exakt zu ermitteln. Das Axiom von Kant, daß ein jeder nach seiner eigenen Façon gesund zu sein und die Lebensweise zu finden hat, in der er sich am gesündesten fühlt, läßt sich für den einzelnen wissenschaftlich nur schwer bestimmen. Nicht einmal bei den sehr gut untersuchten Krankheitsbildern, etwa dem Herzinfarkt, ist die Bedeutung der Persönlichkeit als Risikofaktor einigermaßen zuverlässig einzuschätzen, trotz der zahlreichen Untersuchungen über die Infarktpersönlichkeit. Das spezifisch Individuelle läßt sich nur schwer durch allgemeine Raster erfassen. Bei wissenschaftlich gesicherten Aussagen handelt es sich im allgemeinen um Wahrscheinlichkeiten. Faktoren für die Gesundheit des einzelnen sind daher nur bedingt anzugeben.

Wie wenig die Selbstverwirklichung – und damit auch die individuelle Findung der eigenen Gesundheit – durch die moderne Medizin zu erreichen ist, sieht man an den zahlreichen Versuchen, alles Einmalige aus ihr zu eliminieren. Es sei nicht die Aufgabe der Medizin, sich darum zu kümmern, wie der einzelne sein besonderes biologisches Gleichgewicht findet. Deshalb ist es nur konsequent, wenn Lewis Thomas, ein Pathologe aus New York, jetzt Präsident des „Memorial-Sloan-Kettering-Instituts für Krebsforschung", in seiner Kritik (1976) an Illich darauf hinweist, daß wir in der Medizin nicht, wie dieser behauptet, zuviel, sondern eher zu wenig Wissenschaft hätten. Die Medizin stehe mehr an ihren Anfängen als an ihrem Ende. Wir hätten beispielsweise noch keine allgemeine Theorie, welche die verschiedensten Schädigungen, wie Infektionskrankheiten, Krebs, Leberzirrhose oder Knochenbrüche, in einer umfassenden Theorie verständlich machen könnte.

Wir wüßten zwar um die Schädlichkeit des Rauchens, so argumentiert Thomas weiter, könnten die Menschen aber nicht von diesem Laster abhalten. Psychiater machten die Schizophrenie zwar erträglicher, könnten sie jedoch nicht heilen. Das alles wolle die Medizin erreichen und werde es auch eines Tages, wenn sie als Wissenschaft weiter so fortschreite. Voraussetzung sei allerdings, daß sie sich nicht um Angelegenheiten kümmere, die sie als Medizin nichts angingen: Unzufriedenheit, mangelnde Initiative, Sinnentleerung, schwacher Wille, „schlechte Nerven". Alle psychischen Erscheinungen, auch wenn sie Ausdruck einer Erkrankung sind, etwa bei einer Schizophrenie oder Depressionen, seien also kein Gegenstand der Medizin. Dies würde bedeuten, daß Depressionen, ob endogener oder neurotischer Art, genauso wie die Schizophrenie nur so lange medizinische Probleme sind, wie sie sich auf biologische Prozesse reduzieren lassen. Darin ist sich Thomas mit vielen Medizinern und auch einem Großteil der Psychiater einig.

Es versteht sich von selbst, daß bei dieser Einengung der Medizin kein Platz für psychosomatische Fragen oder auch für die Psychologie übrigbleibt, die immerhin einige Gründe für die „Ursachen" des Rauchens kennt, erst recht aber kein Platz für die These von Illich, daß die moderne wissenschaftliche Medizin zur Selbstentfremdung und dadurch mehr zur Gesundheitsgefährdung als zur Gesundheitsförderung beitrage.

Vergleicht man die Thesen von Lewis Thomas mit denen von Illich, ist die Forderung Illichs, die Medizin so schnell wie möglich abzuschaffen, zwar weitgehender als die Reduzierung der Ursachen der Schizophrenie allein auf das Biologische. Doch warum soll ein schwacher Wille nicht Produkt des Familienklimas in der Kindheit sein? Inwiefern ist eine Dauergereiztheit nicht auch auf seelisch-geistige Wurzeln zurückzuführen? Hat Thomas noch nichts von den Ergebnissen der modernen

Streßforschung gehört? Als Beispiel seien hier nur die Untersuchungen über einerseits extreme Belastungen – wie etwa der Konzentrationslagerhaft (Matussek, 1971) – und andererseits alltägliche, in jedem Leben anzutreffende Ereignisse („life events") erwähnt (Matussek, im Druck). Dabei zeigte sich trotz der enormen Unterschiede in Qualität und Ausmaß des Streß, daß es nicht nur auf den Stressor, sondern auch auf die individuelle Einstellung des Betroffenen ankommt (Matussek, 1978).

Diese und viele andere, heute allgemein bekannte Ergebnisse zu ignorieren und die Zukunft der Medizin in einer weiteren Reduktion auf ihren biologischen Zweig zu sehen, heißt nichts anderes, als Illich und seinen zahlreichen Gefährten zuzustimmen. Denn die Medizin, die trotz des weit verbreiteten Unbehagens an den Auswüchsen dieser Disziplin, besonders ihrer biologischen Forschung, vorbeigeht, wird weder eine allgemeine Theorie über die Krankheitsentstehung noch die entsprechende Therapie entwickeln können. Sie wird zwar Organe transplantieren, Herz-Lungen-Maschinen konstruieren oder Gefäße operativ ersetzen, kapituliert aber vor den weitverbreiteten Konsequenzen einer Medizin, welche die „schlechten Nerven" und die Unzufriedenheit über die eigene Konstitution anderen Disziplinen anlastet. Sie entläßt damit den weitaus größten Teil „alltäglicher Erkrankungen" aus dem Bereich der medizinischen Versorgung. Dadurch aber wird Kritik provoziert wie bei Illich, die eher durch den späten Zeitpunkt als durch die Stärke der Anklage überrascht.

Die moderne Medizin muß sich um eine neue Dimension bemühen, statt die alte, für neue Fakten unaufgeschlossene Haltung zu verteidigen und so immer in dieselbe Richtung zu gehen, um schließlich in einer nicht mehr zu vermeidenden Sackgasse zu landen. Für diese Einstellung kann das nur noch mittels einer Herz-Lungen-Maschine künstlich erhaltene, bewußtseinsunfähige Leben ein Symbol sein: Man lebt weiter, aber ohne Sinn und Verstand.

Mir scheint, daß die Medizin trotz ihrer zahlreichen Irr- und Umwege richtungweisende Tendenzen in sich trägt und eine Erneuerung und Kursänderung lohnender ist als die von Illich geforderte Abschaffung des Gesundheitsbetriebes. Eine solche Erneuerung erstreckt sich auch auf das Verständnis der Selbstverantwortung im Gesundheitsbetrieb. Aber wie lassen sich die unübersehbaren Mängel der gegenwärtigen Medizin unter diesem Aspekt besser erkennen und somit beheben? Wo trägt die Medizin, wie sie alltäglich praktiziert wird, zur Selbstentfremdung bei? Wo nimmt sie dem Kranken seine Verantwortung für seine Gesundheit in einer Weise ab, die ihm nicht nutzt, sondern – auf die Dauer gesehen – eher Ursache neuer Erkrankungen ist? Drei Phänomene – und zwar die Angst, die Spannung und schließlich das Verhältnis von Arzt und Patient – bieten sich für eine solche Analyse an.

Die Angst

Es gab Zeiten, in welchen die Angst eine nicht so entscheidende Rolle spielte wie heutzutage. Das waren keineswegs immer bequeme und gemütliche Zeiten. Im Gegenteil: Bedrohung durch Hunger, Krieg, Not, Unterdrückung, Überarbeitung und Krankheit waren bis zum Ende des letzten Jahrhunderts stärker ausgeprägt als heute. Weil diese Zustände alltäglich waren, wurden sie vom einzelnen kaum als etwas Besonderes empfunden, zumindest spielten sie keine Rolle in der ärztlichen Praxis. Damit hängt es auch zusammen, daß sich im 19. Jahrhundert die Medizin als biologische Wissenschaft entwickelte und persönliche Ängste und Sorgen als private Angelegenheit betrachtete. Hier hatte höchstens der vielgelobte Hausarzt, aber nicht die Medizin als Wissenschaft das entscheidende Wort.

Heute hat sich die Situation grundlegend gewandelt. Die Menschen arbeiten wesentlich weniger als früher. Die Arbeitsbedingungen haben sich entscheidend gebessert. Der geforderte Einsatz ist geringer. Man lebt unter günstigeren hygienischen Bedingungen. Seuchen sind zumindest in jenem Teil der Welt, der unter der Fürsorge der von Illich attackierten Gesundheitsbehörden lebt, praktisch ausgestorben. Die Arbeitslosigkeit hat nicht mehr den lebensbedrohlichen Schrecken wie in früheren Zeiten. Man könnte daher annehmen, daß diese und ähnliche Fortschritte den Menschen angstfreier gemacht hätten. Aber gerade das Gegenteil ist der Fall: Die Angst greift immer stärker um sich. Sie läßt sich weder durch warme Worte eines Hausarztes – sofern es ihn noch gibt – noch durch den Trost der Familienangehörigen beseitigen. Da die Angst im privaten Bereich nicht mehr beherrschbar ist, schiebt man sie den Ärzten zu. Diese haben aber im wesentlichen keine andere Reaktion, als die Angst mit Tabletten zu dämpfen, bzw. die Symptome zu beseitigen.

Bei den endogenen, ohne erkennbare äußere Ursachen entstandenen Psychosen, wie Schizophrenie und Zyklothymie, ist das legitim. Aber wie steht es mit den Ängsten, die sich nicht psychiatrisch klassifizieren lassen, sondern weitgehend ubiquitär sind? Damit ist nicht nur die Zunahme von Angstneurosen gemeint, sondern die Angst, die heute in fast jedem Leben anzutreffen ist. Sie kann sich gegenständlich äußern, etwa als Angst vor dem Examen, vor einem Stellenverlust, vor Krankheit, Ehescheidung, Umzug oder, wie es die „life-event"-Forschung gezeigt hat, vor banalen Alltäglichkeiten (Holmes u. Rahe, 1967, Paykel et al., 1969, Brown, 1974). Die Angst kann aber auch diffus und gestaltlos auftreten. Man weiß nicht, wovor man sich fürchtet.

Beide Angstformen sind im Ansteigen begriffen. Das geht unter anderem aus der wachsenden Anzahl von verschriebenen Tabletten gegen die Angst hervor. Die Tranquillizer gewinnen immer noch an Bedeutung, nicht nur in der Sprechstunde des Psychiaters, sondern auch in der des Internisten, Gynäkologen oder Chirurgen und sogar des praktischen Arztes.

Die Entfremdung dominiert hier gegenüber der Selbstverwirklichung. Arzt und Patient stellen sich nicht den Gründen der Angst, sondern decken sie mit Medikamenten zu. Was Signalcharakter hat, wird in der Mehrzahl der Fälle übersehen oder falsch gedeutet. Die Verantwortung dafür trägt weder der Arzt noch der Patient allein. Der Patient ist mitbeteiligt, weil er den Arzt zwingt, seine Störungen möglichst schnell und schmerzfrei zu beseitigen. Der Arzt ist gleichermaßen verantwortlich. Er möchte sich mit einem so „unwichtigen" Symptom nicht unnütz lange aufhalten und die Spuren in mühseliger Kleinarbeit aufdecken, die möglicherweise zur Ursache und damit zur medikamentenfreien Beseitigung des Symptoms führen könnten.

Arzt und Patient sind Objekte eines „Zeitgeistes", der dafür sorgt, daß eine so fundamentale und weitverbreitete Störung nicht sachgerecht behandelt, sondern durch einen Verfremdungseffekt aus dem Bewußtsein gezogen wird. Von einem Verfremdungseffekt muß deswegen gesprochen werden, weil die Medikation dem Wesen der Störung nicht gerecht wird. Die Ängste entstehen ja nicht primär aus einer Entgleisung des Stoffwechsels oder des Nervensystems, sondern aus einer Fehlhaltung, die erst später zu bestimmten physiologischen Veränderungen führt.

Derartige Fehleinstellungen lassen sich nicht medikamentös behandeln. Im Gegenteil: Sie werden durch die sog. Tranquillizer insofern verstärkt, als der Kranke sein Leben wie bisher weiterleben kann, nur mit dem Unterschied, daß die Folgen der Fehleinstellung durch das Medikament nicht mehr spürbar sind. Die Sensibilität, die der Patient für die Entwicklung eines selbstverantworteten Lebens braucht, wird vom Arzt „wegtherapiert". Was der Patient – allein oder in Zusammenarbeit mit seinem Arzt – durcharbeiten sollte, wird verdrängt. Das Verdrängte kann aber nicht verarbeitet werden. Es bleibt, wie es ist, dabei aber höchst wirkungsvoll. Der Entwicklungsstop ohne Schmerz ist die Folge.

Die hier angedeutete mangelnde Fehleinstellung ist aber nicht nur ein Einzelsymptom aufgrund eines persönlichen Scheiterns, wie es etwa bei den Angstneurosen auftritt. Sicher gibt es das auch. Aber der enorme, vor einigen Jahren noch kaum für möglich gehaltene Tablettenkonsum von Tranquillizern weist deutlich auf eine ubiquitäre Veränderung hin (Ich vermeide den Ausdruck „gesellschaftlich", weil er ideologisch überladen ist.) Für diesen Anstieg sind nicht nur die individuelle Lebensgeschichte, sondern die allgemeinen Lebensbedingungen verantwortlich.

Im Laufe der menschlichen Entwicklung gab es ja ganz unterschiedliche „Kollektivängste", angefangen von der Bedrohung durch Tier-Rivalen im Kampf um das Territorium, über die Angst vor Seuchen, Krankheiten, Hunger, Kriegen, Armut, Knechtschaft, bis hin zur Angst um Beruf, Stellung, Ehepartner, aber auch um die Bedeutung des eigenen Ichs. Sicher gab es früher – ja, schon bei den Tieren – Hackreihen und Rangordnung, Prestigesucht und Imponiergehabe, aber erst in jüngster Zeit ist das zu einem angstauslösenden Phänomen geworden.

Daß die Angst zu Zeiten Freuds, also kurz nach der Jahrhundertwende, noch nicht die angsterregende Brisanz wie heute hatte, geht aus seiner Theorienbildung hervor. Er, der wie kein anderer vor ihm den Einzelfall so minutiös und hintergründig untersuchte, kam nicht auf das Problem, das heute fast allen Psychoanalytikern wohl vertraut ist: die narzißtische Störung. Viele der gegenwärtigen Ängste sind Störungen des Selbstwertgefühls, falls man den Fachausdruck „narzißtische Störung" einigermaßen richtig interpretieren will.

Die Bedrohung, welcher der Mensch heute in der westlichen Welt ausgeliefert ist, und die ihm am meisten zu schaffen macht, betrifft weder seine leibliche Existenz, seine Gesundheit noch seine Überlebenschance, sondern vor allem sein Selbstverständnis: „Bin ich wer oder bin ich nichts?" Mit dieser Frage läßt sich die konstante alltägliche Bedrohung umschreiben. Nur wenige Menschen wachen mit der Angst vor der Atombombe, der Umweltverschmutzung, der Vergiftung der Flüsse auf – so sehr sie auch über die Entwicklung verärgert, ja empört sind –, viele aber mit dem kaum reflektierten Gespür einer inneren Bedeutungslosigkeit, einer Leere des Lebens.

Gerade weil diese Störungen so unauffällig und für den Außenstehenden so belanglos erscheinen, sind sie auch seltener Gegenstand öffentlicher Diskussionen. Im Kampf gegen äußere, uns alle bedrohende Gefahren werden besondere Leistungen eines einzelnen von den meisten mit Zustimmung bedacht. Er wird für seine Courage und seine Opferbereitschaft ausgezeichnet, vor allem dann, wenn er gesundheitliche oder berufliche Nachteile in Kauf zu nehmen hatte. Wer dagegen in täglicher Kleinarbeit die Stabilität seines Selbst verbessert, um so auch für andere offenbar zu werden, findet kaum Beachtung.

Dieser Kampf ist weniger dramatisch und erregt daher selten Aufmerksamkeit. Manchem bleibt die höhere Besoldung als einziger Trost. Nach neueren Untersuchungen ist das nur ein schwacher Trost, da sich die meisten Menschen letztlich in ihrem Beruf nach Selbstverwirklichung sehnen. Diese kann man aber nicht im Kampf gegen Gefahren erringen, die zu abstrakt und anonym sind, als daß man daraus die Selbstbestätigung erfahren könnte, wie etwa ein mittelalterlicher Söldner im unmittelbaren Zweikampf, es sei denn, man entschließt sich zu spektakulären Terror-Aktionen.

Der Mensch von heute kann sich als einzelner kaum bewähren, obwohl die Chancen für ihn noch nie so gut waren. Dafür spricht die Tatsache, daß man eigens einen Preis schaffen mußte („Theodor-Heuss-Preis"), um Initiativen bürgerlicher Courage besonders zu prämieren. Die Gefahr, daß derartige Aktivitäten einfach untergehen, ist groß. Die Nivellierung, die oft als Emanzipation verstanden wird, führt ebenfalls zu einem Verlust der individuellen Selbstbestätigung. Es ist nichts Besonderes mehr, wenn eine Frau als Unternehmerin erfolgreich oder in der Politik aktiv ist. Sehr gute Abiturnoten sind ebenso häufig wie hervorragende Examina. Dennoch fehlt bei diesen Leistungen die erhoffte und ersehnte Bestätigung des eigenen Selbst. Dies kann heute nicht mehr so unter Beweis gestellt werden wie in früheren Zeiten, wo die Differenzierung und Klassifizierung unter den Menschen mehr Chancen zur Selbstbestätigung boten. Vor gar nicht allzulanger Zeit erlebte sich ein Bauer einer vielköpfigen Familie noch als „jemand", während sich heute sogar ein Hochgelehrter als bedeutungsloses Rad in einem unübersehbaren Getriebe der Gesellschaft fühlen kann.

In dieser Entwicklung liegen wesentliche Quellen der unterschwelligen Angst, einer Angst, die dem Selbst keine ausreichenden Lebenschancen zu geben scheint. Es sieht oft so aus, als ob die Leere des Selbst durch wachsende Überfremdung, also durch Übernahme der Rezepte und Anweisungen ausgefüllt werden muß, die andere vorbereitet haben. Damit aber sind wir schon auf die Ursachen dieser Selbstzerstörung gestoßen. Sie liegen einerseits in der Vermassung der Gesellschaft und der damit wachsenden Distanzierung, aber auch in den jeweiligen Lebensgeschichten, so ähnlich diese auch heute auszusehen scheinen. Vor einem halben Jahrhundert wurden bei psychischen Störungen in den Krankengeschichten für das Drama der frühkindlichen Entwicklung oft Armut, die äußere Verhältnisse, große Anzahl der Kinder, Überarbeitung des Vaters oder Krankheit der Mutter verantwortlich gemacht, also die äußeren, kaum vom einzelnen verschuldeten Schicksale.

Die heutigen Krankengeschichten weisen demgegenüber ganz andere Bedrohungen der frühkindlichen Entwicklung auf: Gleichgültigkeit der Eltern untereinander, Nebeneinander-Herleben, Ausschauhalten nach Bequemlichkeit und Lust, Trennung und Scheidung, Prestige und Ansehen sowie eine Gefühlssklerose den eigenen Kindern gegenüber, die statt mit Gemüt und Gefühl mit Geschenken für den Lebenskampf gerüstet werden.

Die Angst vor mangelnder Selbstverwirklichung als eine der bedeutendsten Ängste unserer Gegenwart braucht nicht bewußt als Angst erlebt zu werden. In der Sprechstunde eines Internisten oder praktischen Arztes wird kaum jemand eine solche Angst direkt äußern. Das liegt nicht allein an der Schwierigkeit nachzudenken und sich auszudrücken und auch nicht daran, daß sich der Kranke mit derartigen Ängsten vom Arzt nicht verstanden fühlt. Nicht einmal die falsche Erhebung der Krankengeschichte dürfte dafür ausschlaggebend sein. Solche Krankengeschichten sind meist falsch, weil sie die Frage nach dem Grund der Angst in einer Weise stellen, die zu unzulänglichen Antworten führen muß. Fragt der Arzt etwa bei funktionellen Herzbeschwerden oder drückenden Kreuzschmerzen, für die sich kein organischer Befund ergibt, nach irgendwelchem Ärger, den der Patient in letzter Zeit oder seit Beginn der Erkrankung erlebt hat, dann findet fast jeder in irgendeinem Daseinsbereich – sei es in der Familie, in der Ehe, im Beruf – Anlaß zum Ärgern. Dementsprechend kann er die Frage naturgemäß bejahen. Dadurch ist aber für viele Ärzte schon die „Ursache" der funktionellen Störung geklärt.

Die Spannung

Die Anamnese führt also nur selten zu den Quellen, denen die Angst entspringt. Aber selbst dort, wo die Exploration optimal ist, ist die Aufdeckung der Angst nicht garantiert. Das liegt an dem zweiten ubiquitären Symptom, auf das fast jeder Arzt, sei er Spezialist oder Arzt für Allgemeinmedizin, in seiner Sprechstunde stößt: die Spannung.

Spannung und Angst bedingen sich gegenseitig, wobei mal der eine, mal der andere Pol stärker ins Bewußtsein treten kann. Die Angst mobilisiert die Spannung, und zwar durch die Aktivierung unseres Leistungsvermögens. Durch die Ausschüttung des Hormons Adrenalin werden Kräfte freigesetzt, um Gefahren zu begegnen. Alle Symptome dieser Hormonausschüttung, wie Pupillenerweiterung, erhöhte Pulsfrequenz oder erhöhter Blutumlauf, dienen der Anpassung an die äußere Gefahr.

Ursprünglich war diese „Spannungsbereitschaft" auch lebensnotwendig. Heute sind die Gefahren von außen weitgehend „behoben" oder so abstrakt und anonym geworden (Bürokratie, Atomkrieg, Überbevölkerung), daß die Mobilisierung des hormonellen Systems in den meisten Fällen überflüssig und daher gefährlicher Luxus ist. Das führt zu einer erhöhten Spannung, die „an sich sinnlos" ist. Der einzige Zweck besteht darin, eine tieferliegende Angst nicht ins Bewußtsein dringen zu lassen. Daher kommt man in der Sprechstunde auch bei sorgfältiger Gesprächsführung nicht an den Grund der Angst heran. Die Spannung, die gesteigerte Abwehrbereitschaft, verdeckt sie. Nicht ohne Grund wurde dieses Verhalten zunächst bei hochgestellten Managern gefunden. Sie konnten es sich nicht leisten, Ängste einzugestehen: Angst vor dem Übersehenwerden, Angst vor Versagen, Angst vor Rivalen, aber auch tiefer sitzende Ängste im privaten Leben.

Die Managerkrankheit war fast zu einem Statussymbol geworden, bis man erkannte, daß der Spannungszustand, der zu Kreislaufbeschwerden, rheumatischen Symptomen oder Erschöpfungszuständen führen kann, nicht nur in oberen Einkommensstufen anzutreffen ist. Auch auf den sozial niederen Ebenen, wo man nicht tiefer fallen kann, ist Spannung mit allen physiologischen und psychologischen Nebenerscheinungen zu beobachten. Mit Verantwortung und Arbeit allein kann dieser Zustand also nicht begründet werden. Das deutet darauf hin, daß neben sozialen Faktoren auch ganz persönliche angstauslösende Gründe eine Rolle spielen. Und dazu gehört die Angst vor Selbstverlust.

Eine angemessene Therapie wäre hier ein Abbau der Spannungen, was gleichzusetzen ist mit einem Abbau der Angst. Angst und Entspannung vertragen sich nicht, was sich die Verhaltenstherapie in ihrer Desensibilisierungstechnik zunutze macht. Bei einer Spinnenphobie wird der Patient beispielsweise aufgefordert, sich zu entspannen. Verschiedene Entspannungshilfen werden ihm gegeben. Je entspannter er ist, desto größer wird seine Fähigkeit, sich mit angsterregenden Objekten zu „versöhnen". In der Entspannung verlieren Spinnen, Mäuse, Hunde oder auch erschreckende Gegenstände ihre angstauslösende Wirkung.

Der Arzt, der in der Sprechstunde mit Spannungszuständen konfrontiert wird, tut das gleiche. Er gibt spannungslindernde Mittel. Das kann eine sinnvolle Therapie sein, wenn sie nur kurzfristig zur Beseitigung schwerer Schmerzen und als Einstieg in eine wirksame Entspannungstherapie gegeben werden. Das gilt insbesondere für die zahlreichen Muskelverspannungen, die zu Brust-, Hals-, Kreuz- oder Kopfschmerzen führen.

Völpel schätzt, daß bei über 50% aller jungen Patienten, die mit Herz-Kreislauf- oder Bauch-Symptomen in der Inneren Abteilung des Bundeswehrlazaretts Koblenz behandelt wurden, schon vor der subjektiv empfundenen „eigentlichen Erkrankung" eine Verspannung der Muskulatur und des Unterhautzellgewebes bestand, die für das Entstehen der Krankheitssymptome nicht unwesentlich war. Spannung führt durch die Adrenalinausschüttung mit all ihren Folgen zu einer Dauerüberspannung. Dem Organismus fehlt die Phase totaler Entspannung, was oft zu einem weiteren Arzneimittelmißbrauch führt, nämlich dem von Schlafmitteln. Der chemisch „erzwungene" Schlaf hat aber nicht die entspannende Wirkung wie der natürliche Schlaf. Die latente Ermüdung führt dann am Tage zu einer weiteren Verspannung, was wiederum mit den verschiedensten Mitteln zu kompensieren versucht wird. Wenn aber die Zahl der „spannungsgeladenen" Patienten schon bei jungen Männern so groß ist: Um wieviel höher dürfte die Rate bei älteren Menschen liegen, die mit schwereren Sorgen als die meisten Bundeswehrsoldaten, vor allem aber mit Gebrechen des Alters belastet sind?

Die Therapie hängt hier sicherlich von der jeweiligen Spannungsursache ab. Im allgemeinen wird man dem Betroffenen zunächst einmal beibringen, wie er sich selbst entspannen kann, wobei das häufig verordnete Autogene Training nur eines von vielen Verfahren ist. Auch Massagen sind nützlich, wobei die Wirkung von der Qualität der Massage abhängt. Die in Kurorten und Fitness-Centern angebotenen Massagen sind oft nicht ausreichend. Sie tragen zwar zur Entspannung bei, erreichen aber nicht die Tiefenentspannung, die für eine erweiterte Entspannungsmöglichkeit auf die Dauer notwendig ist. Aber auch die beste Entspannungsmassage, wie sie heute teilweise in Anlehnung an asiatische Vorbilder häufiger angewandt wird, kann auf lange Sicht nicht die Spannungen beseitigen, die aus unbewußten Schichten gespeist werden. Und dazu gehört auch die Angst vor Selbstverlust.

Je mehr sich der Mensch von sich und seinem individuellen Wesen entfremdet, desto größer werden Angst und Spannung. Der Arzt muß also die Spannung abbauen, die auf der Distanz zwischen dem eigenen Selbst und den zahlreichen Verfremdungen beruht. Konsequent wird das nur in einer analytisch orientierten Psychotherapie zu erreichen sein. Im weiteren Sinne – und daher auch für die meisten zutreffend – wird das aber auch dort möglich sein, wo keine Psychotherapie betrieben wird. Jedes Arzt-Patienten-Verhältnis kann Selbstentfremdungen und damit Angst, Spannung und Krankheit verstärken oder sie verringern und so zu ihrem allmählichen Abbau beitragen.

Voraussetzung dafür ist eine Partnerschaft zwischen Arzt und Patient. So modern diese Formel auch zu sein scheint, ihr Inhalt ist doch älter als man gelegentlich annimmt. Der vielzitierte Hausarzt alter Prägung kann als Beispiel dienen. Seine Vorzüge lagen in der Nähe zum Patienten, in seiner Offenheit für das Umfeld der Erkrankung, in seiner Bereitschaft, auf persönliche Betroffenheiten und Nöte einzugehen. Ob diese Situation immer zutraf, ist in unserem Zusammenhang weniger wichtig als die Tatsache, daß man einen Typ des Arztes bevorzugte, der nicht auf die Wissenschaft als letzte Instanz pochte. Kein noch so „allgemeingebildeter" Arzt kommt heute aber daran vorbei, die Fortschritte der Wissenschaft zur Kenntnis zu nehmen und sie anzuwenden. Wer das nicht tut – und dazu fordert Illich letztlich auf –, betrügt seine Patienten um jenen Teil der Gesundheit, der nur durch die wachsende Erkenntnis der Medizin erreichbar ist.

Ein Hochdruck, ein schweres Magengeschwür, ein Diabetes wird heute anders, und zwar besser und gezielter behandelt als noch zu Zeiten des „guten Hausarztes". Auf diese Fortschritte hat der Kranke einen Anspruch, ein im Wesen der Arzt-Patienten-Beziehung begründetes Recht. Der Arzt, der seinen Patienten erklären würde, daß er die wissenschaftliche Medizin für überflüssig hält und mit veralteten Methoden zu heilen verspräche, dürfte kaum das Vertrauen des Kranken genießen.

Daher umschreiben die Verächter einer wissenschaftlichen Medizin ihre Einstellung meist positiv: Sie suggerieren den Kranken, sie hätten ein größeres Wissen als die Wissenschaft.

Da es einerseits den guten Hausarzt nicht mehr gibt und andererseits die Wissenschaft voll in die moderne Heilkunde einbezogen werden muß, kann es nur darum gehen, die Partnerschaft zwischen Arzt und Patient neu zu gestalten. Durch mehr Selbstverantwortung in der Arzt-Patienten-Beziehung ließen sich viele der von Illich beanstandeten, auf „Angst" und „Spannung" zurückzuführenden Mißstande beseitigen.

Um die gegenwärtigen Mißstände ohne Gefährdung des medizinischen Fortschrittes abzustellen, hat der Arzt für die weitestgehende Integration der gesicherten wissenschaftlichen Erkenntnisse in sein bisheriges Wissen zu sorgen. Diese Aufgabe wird nicht mit gelegentlicher Teilnahme an ein oder zwei Fortbildungstagungen erfüllt. Gerade diese Kongresse, die immer häufiger nach dem Erholungswert des Tagungsortes als nach der Effizienz der Veranstaltung ausgewählt werden, vermitteln oft nur Altbekanntes oder einseitig Gezüchtetes. In der Atmosphäre aus berechtigtem Erholungswunsch, Prestigeansprüchen, gesellschaftlichen Verpflichtungen, Überangebot von zahlreichen, oft kaum verstandenen Vorträgen, ist ein derartiger Integrationsprozeß kaum zu erwarten. Der Patient erfährt zwar gelegentlich, daß sein Arzt auf einer Bildungsreise war, aber die Einstellung zum Kranken ändert sich kaum. Dies ist aber notwendig, wenn neue Erkenntnisse so in die Persönlichkeit integriert werden sollen, daß sie frei verfügbar sind und wirkungsvoll weitergegeben werden können.

Wenn es auf solchen Fortbildungstagungen nicht mehr zu dem erforderlichen Integrationsprozeß kommt, der je nach Alter und Fachrichtung ganz verschieden sein kann, schadet das aufgestapelte Wissen mehr als es nutzt. Der Arzt unterliegt bei dem Versuch, sich besser zu orientieren, der Gefahr einer Verfremdung. Denn Fremdes wird als Ballast herumgeschleppt und in einer Weise an den Kranken herangebracht, daß es diesem kaum hilft. Bekanntlich sind die Medizinstudenten in den ersten Semestern wie auch die jungen Assistenzärzte nicht selten diejenigen, denen das Wort vom „unwiderlegbaren Wissen" am leichtesten über die Lippen kommt.

Die Integration von Wissen ist mit der Umstrukturierung der Persönlichkeit verbunden. Wer durch den Neuerwerb von Wissen nicht verändert wird, kann es nicht verinnerlichen und dabei fruchtbar machen.

Im Arzt-Patienten-Verhältnis zeigt sich diese Erweiterung des Wissens eben nicht in erster Linie in der Anschaffung neuer, einträglicher Apparaturen, sondern in der veränderten Einstellung zum Kranken. Die Entwicklung der letzten Jahre hat diese Notwendigkeit eindeutig bestätigt. Je mehr Meß- und Laborwerte sich zwischen Arzt und Patient schoben, desto genauer konnte zwar die Diagnostik, aber nicht immer die Therapie verbessert werden. Der Arzt freute sich zwar über neue Parameter, blieb aber unfähig, die vermehrten Daten in die Welt des Kranken einzugliedern.

Exakte Kurven sind für den Arzt oft wichtiger geworden als das Anliegen des Kranken. Deshalb wuchs in den letzten Jahren die Anzahl von Patienten, die ihren Ärzten nicht das erzählen konnten, was sie eigentlich wollten. Die „Tabletten-Psychiatrie" verkürzt beispielsweise das Gespräch und schneidet damit gerade die Dimension aus der Begegnung von Arzt und Patient aus, die durch die Medikation begünstigt wurde. Auf solche Weise lassen sich Angst und Spannung nicht abbauen. Wer aber sein Wissen um die Struktur und Wirksamkeit der Tranquillizer wirklich verbessert hat, wird Zeit für das tiefergehende und von psychodynamischem Wissen getragene Gespräch finden. Da allerdings immer weniger Ärzte zu diesem Tun bereit sind, machen es eben Nicht-Ärzte. Dadurch aber fühlen sich wiederum die Ärzte in ihrem Alleinvertretungsanspruch für die Gesundheit verletzt.

Wie wenig Ärzte ihre Sonderstellung im Heilberuf wahrzunehmen bereit sind, zeigt das Beispiel italienischer Psychiater. Die Bewegung um Basaglia, der alle psychiatrischen Anstalten abschaffte und die Kranken in Notfällen in Allgemeinkrankenhäuser einlieferte, wird von einem großen Teil der Bevölkerung als Fortschritt gepriesen. Man übersieht dabei zu leicht, daß die Zustände in den italienischen Anstalten im Durchschnitt rückständiger waren als in Mittel- oder Nordeuropa.

Das Zahlenverhältnis zwischen Arzt und Patient, die Ausbildung der Psychiater, die Unterbringung der Kranken in großen Sälen mit unzureichender Hygiene blieb weit hinter der internationalen Entwicklung zurück. Insofern ist die Schließung der Kliniken als Fortschritt zu preisen. Als Rückschritt hat sie aber insofern zu gelten, als sie eine Kapitulation der Ärzte vor einer sachgemäßen Behandlung darstellt, zu der auch in vielen Fällen eine stationäre Therapie gehört. Jedenfalls zeugt es nicht von Sachverstand, wenn Basaglia meint, einen schizophrenen Schub könne man ähnlich austragen wie einen Schnupfen.

Wenn auch nur bei wenigen Ärzten das vermehrte Wissen zur Persönlichkeitsveränderung führt, dann müßte angesichts der ständig wachsenden Kritik am Gesundheitsbetrieb eine Behebung der gröbsten Mißstände möglich sein, von Mißständen, die alle etwas mit der zunehmenden Verfremdung zum eigenen Leib und seinen Erkrankungen, aber auch zum Arzt zu tun haben. Das fängt beim Personal an, sei es in der Klinik, sei es beim niedergelassenen Arzt. Die Sekretärin, die unwillig, hochnäsig oder nur gleichgültig die Anmeldung eines Patienten entgegennimmt und deutlich zu verstehen gibt, daß sie keine Zeit mehr für die Beantwortung weiterer Fragen hat, wird Angst und Spannung erhöhen und damit die Entfremdung zur eigenen Erkrankung wie auch zum Arzt begünstigen. Das zeigt sich nicht zuletzt darin, daß immer mehr Kranke wegen dieser Randerscheinungen den Gang zum Arzt vermeiden, was letztlich auf unzureichender Auswahl und Führung des Personals beruht (Matussek, 1976). „Was nutzt der freundlichste Arzt", wie es einmal eine Patientin ausdrückte, „wenn wir erst durch eine Unzahl von schnippischen Laborantinnen, hochnäsigen Sekretärinnen und wichtigtuenden Pförtnern den Weg zu ihm finden?"

Auf ähnliche Erfahrungen dürfte auch die mangelnde Beteiligung an den Krebsvorsorgeuntersuchungen zurückgehen. Wer zwei Stunden von seiner Arbeit wegzubleiben hat oder Kinder in die Sprechstunde mitnehmen muß, überlegt sich diesen Schritt sehr genau. Dann kann es aber schon zu spät sein, zumal der Glaube an die Wirksamkeit dieser aufwendigen Vorsorgeuntersuchungen durch teils berechtigte, teils aber weit überzogene Kampagnen ins Wanken geraten ist.

Was schließlich das Verhalten des Arztes selbst betrifft, so gehört neben einer freundlichen und fachlich geführten Anamnese die volle Aufklärung des Patienten zu seinen wichtigsten Pflichten. Das erfordert weit mehr Geschick und Empathie als in früheren Zeiten. Einerseits ist der Patient durch die Massenmedien aufgeklärter, andererseits sind seine Kenntnisse doch nicht so zuverlässig, daß der Arzt nicht verpflichtet wäre, eine Reihe von hartnäckigen Vorurteilen abzubauen. Er kann sich dieser Aufgabe dadurch entziehen, daß er die Behandlung zu neugieriger Patienten ablehnt. Aber gerade das wäre die Kapitulation, die Illich verlangt.

Die dem Patienten entgegenkommende Haltung ist sicher schwieriger und erfordert ein langwieriges Umdenken. Auf die Dauer wird das aber dazu führen, das im Augenblick brüchig gewordene Vertrauensverhältnis zum Arzt wieder zu festigen und dadurch eine verbesserte

Kooperation zwischen beiden Parteien zu ermöglichen. Nur wenn der Arzt dem Patienten dazu verhilft, in seinem einmaligen Leib seiner einmaligen Erkrankung gerecht zu werden, wird er die Verfremdung in Grenzen halten, die durch den technisch-wissenschaftlichen „Apparatismus" entstanden ist.

Es wäre zu einseitig, die Verbesserung des gegenwärtigen Gesundheitsbetriebes nur dem Arzt aufzubürden. Auch der Kranke hat dabei ganz spezifische Aufgaben. Auch er muß sich einem Lernprozeß unterziehen, falls die moderne Medizin zu wesentlichen Verbesserungen der Gesundheit führen soll. Dieses „Mitgehen" mit dem Fortschritt vollzieht der Mensch ja auch in anderen Bereichen modernen Lebens: Er lernt mühelos Autofahren, kann einen Rasenmäher reparieren, ist mit dem Flugzeug in wenigen Stunden in New York. Natürlich haben die „Angewohnheiten" auch ihre unübersehbaren Gefahren, aber sinnvoll und mit Verstand gebraucht können sie das Leben bereichern. Wie aber kann der Patient zu einem verbesserten Verhältnis zum Arzt beitragen?

Der Kranke muß sich möglichst umfassend informieren. Damit ist nicht eine Art Volkshochschul-Medizinstudium gemeint. Es handelt sich einfach um die im Vergleich zu früheren Zeiten in allen Lebensbereichen verbesserten Informationen. Auch dort gilt der Grundsatz, daß eine aus mehreren Quellen gespeiste und gesicherte Information mit größerer Wahrscheinlichkeit richtiger ist als eine, die man nur aus einer Quelle bezieht. Das heißt konkret, daß sich der Patient nicht nur bei dem eigenen Arzt nach der Diagnose und der angewandten Therapie zu erkundigen hat. Er soll außerdem auch von anderen Laien und Fachleuten erfragtes und angelesenes Wissen einbringen, um in der Aussprache mit seinem Arzt das für ihn optimale Verständnis seiner Krankheit zu erreichen.

Nicht alle Ärzte machen hier allerdings mit. Sie berufen sich auf Zeitmangel oder unzureichenden Sachverstand der Patienten, ja empfinden das Bedürfnis nach Information als kränkenden Vertrauensbuch. Sicher gibt es auch Fälle, bei denen die umfassende Aufklärung aus Zeitgründen und mangelndem Verständnis nicht möglich ist. Häufiger aber dürfte sich der Arzt gar nicht erst die Mühe machen, den Kranken wenigstens soweit zu informieren, daß er den Sinn der Medikation und deren Wirkung, die Nebenwirkungen eingeschlossen, versteht. Der Patient hat ohne zu fragen die Pillen zu schlucken – so wie sie ihm verordnet werden.

Hat der Arzt den Patienten mit allen Konsequenzen über seine Krankheit aufgeklärt, übernimmt der Kranke die Verpflichtung, alles für seine Gesundheit Notwendige zu tun. Wer ein Magengeschwür, eine Bronchitis oder Kreislaufbeschwerden hat, sollte nicht nur Medikamente schlucken, sondern seine Lebensweise so ändern, daß Medikamente weitgehend überflüssig werden. Zur Veränderung der Lebenseinstellung kann unter Umständen die Aufgabe von Angewohnheiten wie Rauchen, Trinken oder ungesundes Essen gehören. Nur wenige Ärzte sind aber so konsequent, die Behandlung bei gesundheitsschädigenden Gewohnheiten abzubrechen. Oft verstecken, ja verschleiern die Behandlungen nur das Grundleiden, wenn die Lebensgewohnheiten nicht radikal geändert werden. Wie das zu erreichen ist, hängt vom Einzelfall, der Erkrankung und der Toleranzfähigkeit ab. Es erfordert vom Arzt viel Geschick, die Situation des Patienten zu erkennen und ihn mit individuell abgestimmten Methoden voll zu mobilisieren.

Das Eingehen auf die individuellen Potenzen des Patienten ist ein kreativer Akt im Gegensatz zur schablonenhaften diagnostischen Etikettierung und zur einfallslosen Therapie, die dem Kranken nicht zur Verwirklichung seiner persönlichen Gesundheit verhelfen werden. Das scheint einer der zahlreichen Gründe zu sein, warum sich immer mehr Patienten von wissenschaftlich ausgebildeten Medizinern ab- und Heilpraktikern, Augendiagnostikern oder sogar sektiererischen Heilern zuwenden. Sie finden – nicht zuletzt durch die alle bisherigen Erfahrungen mit Ärzten überspringende Neuartigkeit der Diagnostik und Therapie – dort die Befriedigung unerfüllt gebliebener Wünsche nach individueller Betreuung. Die meisten Patienten übersehen dabei, daß diese Heileffekte überwiegend bei funktionellen, „nervösen" Störungen auftreten, geben aber durch ihre Erfahrung zu erkennen, daß diesen „persönlichen" Störungen gegenüber die übliche, wissenschaftlich fundierte Medizin versagt. Die Anspruchnahme der Person oder, von der Kreativität her formuliert, die Appellation an das Selbst und nicht an „objektive Naturgesetze" mobilisiert Kräfte, die der Durchschnittsarzt mit seiner angelernten Routine nicht zu aktivieren vermag (Matussek, 1974).

Zwar gehört die Gesundheit im allgemeinen nicht zu den Werten, für deren Realisierung schöpferische Potenzen notwendig erscheinen. Für die meisten ist Gesundheit ein grundlegender Wert, den man beim heutigen Gesundheitsbetrieb konsumieren kann wie gute Kleidung oder ein schnelles Auto. So läßt sich der fundamentale Wert des menschlichen Daseins, die Gesundheit, nicht zu der Entfaltung bringen, die für ein konstruktives und damit befriedigendes Leben erforderlich ist. Ohne schöpferische Zusammenarbeit zwischen Patient und Arzt bleibt jede Therapie auf halbem Wege stecken. Das Höchstmaß an Gesundheit ist das Ergebnis eines schöpferischen Prozesses zwischen Arzt und Patient.

Nicht wenige Ärzte behandeln auch solche Patienten weiter, deren gesundheitsgefährdende Lebensgewohnheiten sie kennen, ein Phänomen, das von ärztlicher Seite jedoch nur ungern in der Öffentlichkeit, aber um so stärker „unter Kollegen" diskutiert wird. Warum sind die Ärzte aber selbst dann noch tätig? Hier ist Illichs Kritik teilweise berechtigt, da er auf die finanzielle Seite des Arzt-Patienten-Verhältnisses hinweist. Manch ein Arzt schafft sich die kostspieligsten Geräte an, um möglichst schnell und „mechanisch" das Einkommen seiner Praxis zu erhöhen, genauso wie er eine Therapie „fortschreibt", von der er weiß, daß sie wenig Erfolg verspricht. Die Gründe sind oft rein materiell. Daß der Kranke keine eigenen Kontrollmöglichkeiten hat – auch nicht der Privatpatient –, liegt an dem Code-System der Gebührenordnung, das nur der Arzt und die Krankenkassen verstehen. Der Patient hat keine Kontrolle über die finanzielle Seite der Medizin. Er weiß nicht, wieviel und wofür er zu zahlen hat. Das sollte in einer Zeit, in der man von dem „mündigen" Patienten spricht, allmählich abgebaut werden. Statt Gebührenordnungs-Ziffern, die sich ständig ändern, sollte die Leistung in deutscher Sprache eingetragen werden. In vielen Krankenhäusern ist das schon üblich, in anderen nicht, vor allem aber nicht in den Praxen der Ärzte. Auch hier könnte der Patient helfen, sein „selbstverständliches" Recht, nämlich die Höhe seiner finanziellen Aufwendungen zu kontrollieren, voll durchsetzen. Die Krankenkasse als Vermittlerinstanz, als Drehscheibe der finanziellen Seite paßt schlecht in den Prozeß der Selbstverwirklichung von Arzt und Patient. Sie müßte selbst transparenter werden, damit endlich das Ziel erreicht wird, das stets als vordringlichste Aufgabe der Arzt-Patienten-Beziehung angegeben, aber nur selten erreicht wird: die Stärkung des Vertrauens zwischen Arzt und Patient.

Bei Kranken und Ärzten wären noch viele jahrzehntelang eingeschliffene Fehlentwicklungen zu korrigieren. Sie könnten uns aus der Sackgasse, in die sich der Gesundheitsbetrieb in der westlichen Welt zu bewegen scheint, heraushelfen. Fortschritte in der Medizin müssen mit Änderungen der Struktur des Arzt-Patienten-Verhältnisses einhergehen. Das kann natürlich nicht von einigen wenigen Aufgeklärten allein erreicht werden. Die von Illich so heftig attackierten etablierten Organisationen der Ärzteschaft und die noch zu etablierenden Institutionen der

Patienten müssen ihre berechtigten, an der weiteren Entwicklung orientierten Forderungen „gemeinschaftlich" durchsetzen.

Literatur

Brown, G. W.: Life events and the onset of depressive and schizophrenic conditions. In: Life stress and illness. Grunderson, E. K., Rahe, R. H. (eds.), pp. 164–188. Springfield: Thomas 1974

Holmes, T. H., Rahe, R. H.: The social readjustment rating scale. J. Psychosom. Res. *11*, 213–218 (1976)

Matussek, P.: Die Konzentrationslagerhaft und ihre Folgen. Monogr. Gesamtgeb. Psychiatr. (Berlin) *2* (1971)

Matussek, P.: Kreativität als Chance. München: Piper 1974

Matussek, P.: Psychotherapeutische Tätigkeit in der Allgemeinpraxis. Ärztl. Praxis *26*, 3–8 (1976)

Matussek, P.: Individuelle Streßbereitschaft. Therapiewoche *28*, 38–55 (1978)

Matussek, P.: Psychodynamic differences between endogenous and neurotic depressions. Vortrag. VIth World Congress of Psychiatry, Honolulu 1977. Bern: Huber (im Druck)

Paykel, E. S., Myers, J. K., Dienelt, M. N., Klerman, E. L., Lindenthal, J. J., Pepper, M. P.: Life events and depression. Arch. Gen. Psychiatry *21*, 753–760 (1969)

Thomas, L.: Is modern medicine dangerous? N. Y. Rev. Books *22*, 97–102 (1976)

Der Wettlauf mit dem Tod –
Die Zivilisationskrankheiten relativieren
die Erfolge der Medizin

H. Schaefer

> *Ein professionelles, auf die Person des Arztes abgestelltes Gesundheitssystem, das sich über gewisse kritische Grenzen hinaus entwickelt hat, macht aus drei Gründen die Menschen krank: es produziert zwangsläufig klinische Schäden, die seine potentiellen Wohltaten überwiegen; es kann die politischen Verhältnisse, die die Gesellschaft krank machen, nur begünstigen – auch wenn es sie zu verschleiern sucht; und es verstümmelt und entfremdet die Kraft des einzelnen, selbst zu gesunden und seine Umwelt zu gestalten. Die heutigen Medizinsysteme haben diese tolerierbaren Grenzen bereits überschritten.*
>
> Ivan Illich

Arrogante Ignoranz

Der Vorwurf der „Übermedikalisierung" ist ideologisch begründet. Die Vorsilbe „Über" ist sinnvoll definierbar nur, wenn eine vorgegebene Norm überschritten wird, die es natürlich zuvor zu definieren oder an Tatsachen aufzuweisen gälte. Ein solcher Nachweis wird von Illich nicht einmal versucht und wäre auch für Experten der Gesundheitstheorie derzeit unmöglich. Sinnvoll wäre es natürlich, unsere heutige und hiesige Form mit anderen Systemen medizinischer Versorgung zu vergleichen. Dieser Vergleich kann aber in einer auf positiven Kenntnissen fußenden Art nur durch einen Vergleich von Effizienzen geführt werden, also dadurch, daß man Nutzen und Kosten unseres Systems mit Nutzen und Kosten anderer Systeme vergleicht.

Eben dies tut denn Illich auch in einer erstaunlichen Radikalität, indem er der augenblicklichen medizinischen Praxis jedweden Nutzen abspricht und damit das Verhältnis von Nutzen zu Kosten zu einer imaginären Sinnlosigkeit anwachsen läßt, da die Kosten trotz fehlenden Nutzens enorm sind und 1972 bereits 16,4% unseres Bruttosozialproduktes verschlangen (Schaefer u. Blohmke, 1978, S. 335). Die Höhe der Kosten wird zwar allseits kritisiert, dem Gesundheitswesen aber jeden Nutzen abzusprechen entstammt einer ignoranten Argumentation, die keinen Einblick in das verwickelte System medizinischer Wirkungen nimmt.

Wird also der Begriff der „Übermedikalisierung" auf seine faktische Richtigkeit hin geprüft, so erweist er sich teilweise zwar als richtig, in der Tatsache nämlich, daß die Kosten scheinbar untragbar hoch werden. Er erweist sich aber in anderer Hinsicht als ungeprüft, was nämlich den Nutzen angeht.

Der Vergleich der abendländischen „Medikalisierung" mit anderen Arten der medizinischen Versorgung wäre dann durchführbar, wenn der Nutzen meßbar gemacht, mit den Kosten ins Verhältnis gesetzt und diese Verhältniszahl (die Effizienz) bei verschiedenen Medizinsystemen geprüft würde. Solche Vergleiche sind äußerst schwierig. Wo immer man versucht hat sie durchzuführen, ergaben sich bei den Industrienationen annähernd gleiche Verhältnisse. Unterschiede von einigen Prozent sind schwer auswertbar, da eigentlich kein Medizinsystem völlig vergleichbar ist. Die Zahlen bedeuten jeweils etwas anderes (Schaefer u. Blohmke, 1978; Henke, 1977).

Nun ist eine solche Akribie der Zahlen ohnehin nicht das Ziel derartiger Medizinkritik. Sie attackiert global, stellt also das Prinzip der medizinischen Versorgung in Frage, behauptet, diese Medizin sei übertrieben, enteigne unsere Gesundheit, oder sei gar eine „Pestilenz" (so Illich). Eine solche Medizin müßte ausgerottet werden. Derartige Behauptungen lassen sich schon aus ihrer logischen Struktur heraus als Pseudologie entlarven. Was bedeutet es, wenn uns angeblich unsere „Gesundheit enteignet" wird? Haben wir dann keine Gesundheit mehr? Sind wir also krank? Oder stehen wir, wie es eine „Enteignung" meint, ohne Gesundheit da, die unversehens in andere – unrechtmäßige – Hände übergegangen ist, ihren Besitzer gewechselt hat?

Illich meint wohl, daß unserer Gesundheit durch die Medizin manchmal mehr geschadet als genutzt werde. Mit dieser Meinung steht er keinesfalls allein. Es gibt prominente Kliniker, die den Schaden mancher Therapie (ihre Nebenwirkungen) für störender ansehen als die Krankheit. Es gibt hierüber bedeutende wissenschaftliche Werke, (Gross, 1977; Heintz, 1966; Moser, 1964; Spain, 1967). Wohl kaum ein Kliniker von Rang hat dies Problem unbeachtet gelassen, und die Kritik aus den eigenen Reihen ist lebhaft. Damit ist aber doch nicht erwiesen, daß man auf Arzneimittel verzichten sollte. Nur die Flut der „Spezialitäten" bedarf einer kritischen Eindämmung.

Solche Argumente sind von einer grundsätzlichen *Arroganz:* Es wird behauptet, der eigene Gedankengang sei so unzweifelhaft richtig, daß es einer Prüfung von Details nicht bedürfe. Die Sache sei im Großen und durch die Offensichtlichkeit der Probleme entscheidbar. Behandlung sei nutzlos, wenn nicht schädigend – wer kennt das nicht in Beispielen aus seiner eigenen Sphäre? Herrschaft, Manipulation, Imperialismus durch die Maffia der Ärzte – lassen sich nicht die Verhaltensweisen der Ärzte, so wie wir Patienten sie erfahren, derart kennzeichnen? Ausschaltung von Schmerz und Tod: Ist das ein erstrebenswertes Ziel unter den dabei obwaltenden Umständen? Diesen Argumenten wird das Air des unbezweifelbar Richtigen zugemessen.

Diese Kritiker – Illich ist nicht der einzige! – denken überhaupt nicht an *Alternativen.* Ihre Kritik ist nicht kritisch, sondern dogmatisch. Erst in den Alternativen entschleiert sich der Kern der Realität. Es sei also global gefragt, so wie auch global kritisiert wird: Was geschähe, wenn die Medizin, wenn die Ärzte ihre Funktionen einstellen würden? Erst in der Analyse der Alternativen offenbart sich das Wunschdenken im Raum der Rationalität. Solche Alternativen gilt es für jedes Reformkonzept zu durchdenken.

Alles menschliche Wollen ist, als „politisches" Wollen im weitesten Sinn, berechtigt und legal, auch wenn es sich – als Wunschdenken – auf Eingriffe in die Struktur öffentlicher Institutionen erstreckt. Wir haben als Bürger das Recht, uns eine andere als die gegenwärtige Politeia zu wünschen. Was immer wir aber zur Realisierung unserer Wünsche unternehmen wollen, müßte nicht am Anfang allen Tuns die Überlegung stehen, was mit jeder Änderung öffentlicher Verhältnisse bewegt wird? Wissenschaft hat drei Funktionen in diesem politischen Entscheidungsprozeß: Sie stellt fest, wie die Verhältnisse, die wir ändern möchten, entstanden sind. Sie analysiert zweitens, was folgt, wenn wir den Dingen ihren Lauf lassen, also dem Prinzip des „Inertialsystems" folgen. Sie sagt drittens, wie wir diese Zukunft beeinflussen können und welche Nebenwirkungen unsere reformerischen Bestrebungen haben werden.

Historische Klärung der Entwicklung – Prognose des eingrifflosen Zustandes – Methode der Veränderung, das sind die drei großen Beiträge der Wissenschaft zur Gesellschaftspolitik.

Arrogante wissenschaftliche oder pseudowissenschaftliche Ergüsse, womit wir es bei Illich zweifellos zu tun haben, zeichnen sich durch das Fehlen dieser drei wissenschaftlichen Argumentationen aus. Sie beschreiben einen Zustand, dramatisieren ihn, besetzen ihn mit emotionalen Vokabeln und verteufeln ihn dann. Ich nenne dieses Verfahren arrogant, weil es sich zu unrecht Kritikfähigkeit *anmaßt*.

Nun bedeutet Arroganz keineswegs, daß der arrogante Kritiker nicht auch recht hätte. Wenn er nicht offenbare Irrtümer bringt (was Illich tut), so kann seine Tatsachen- und Gegenwartsanalyse durchaus korrekt sein, und in Teilen ist sie sogar bei Illich richtig. Es sind die Schlußfolgerungen, welche die Arroganz so gefährlich machen. Enthält die arrogante Darstellung überdies Fehler im Faktischen, entartet sie also zur Chimäre der arroganten Ignoranz, so ist die Gefährlichkeit des Argumentes zur Gemeingefahr gesteigert. Hierin allein liegt die brisante Bedrohung unserer Kultur durch solche Kritik. Nur aus diesem globalen Konzept der Gegenkritik kann sie in ihrer deletären Struktur einsichtig gemacht werden. Selbst wenn an dieser Kritik der Medizin unzählige Details mit Mißständen richtig sein sollten (und viele sind es in der Tat), *so ist das Prinzip dieser Kritik doch falsch.*

Medikalisierung

Die Medizin zeigt einen raschen Wandel des Krankheitsspektrums. Die akuten Krankheiten schwinden, die chronischen treten hervor. Das bedeutet: Gerade die von *außen* kommenden und zugleich in ihrer Ursache klar erkennbaren Krankheiten, die Infektionskrankheiten nämlich, sind fast völlig besiegt oder ausgerottet.

Das ist *nicht* allein eine Folge der medizinischen Forschung. Es zeigt sich vielmehr, daß der Abfall der Infektionskrankheiten schon begann, bevor die Krankheitserreger entdeckt wurden, ihre Bekämpfung also noch nicht bewußt möglich war. Selbst die großen Entdeckungen der Immunologie und Bakteriologie hatten nur kleinere Rückgänge der Infektionskrankheiten zur Folge (McKeown, 1977). Es ist offenbar die wachsende Wohlstands-Hygiene, die den Rückgang der Infektionen primär bewirkt hat.

Es ist aber deutlich, daß chronische Krankheiten nach einem ganz anderen Ursachenprinzip entstehen als akute, ein Prinzip, das erst in den letzten Jahren klar hat erkannt werden können. Doch ist es gerade in diesem Wandel des Krankheitsspektrums merkwürdig zu sehen, wie trotz der Eindämmung der gemeingefährlichen Krankheiten, ja geradezu parallel zum Rückgang dieser gefährlichen Morbidität, eine Zunahme sowohl der Zahl der Ärzte einsetzte, als auch eine enorme Steigerung der Krankheitskosten und der Kosten des „Gesundheitswesens" (das de facto ein „Krankheitswesen" ist).

Die Zahl der Ärzte ist seit 1927 im Gebiet der Bundesrepublik Deutschland von 1317 Einwohner/Arzt über 686 Einwohner/Arzt im Jahre 1957 auf 515 Einwohner/Arzt im Jahre 1977, also fast die 2 1/2fache Arztdichte, angestiegen. Für das Jahr 2000 ist abzusehen, daß nur noch 217 Einwohner auf einen Arzt entfallen werden (Lefelmann u. Geißler, 1978). Die Kosten des Gesundheitswesens erreichten hohe, aber bis 1972 nicht genau bekannte Beträge. Allein für die gesetzliche Krankenversicherung wurden in der Bundesrepublik 1960 rd. 3,3% und 1974 rd. 5,0% des Bruttosozialprodukts (# 50 Mrd.) aufgewendet.

Die Medikalisierung drückt sich nicht nur in den Kosten aus, die gerade in den letzten 2 Jahren in Deutschland deutlich stabilisiert wurden: Der Anstieg wurde gebremst und der Prozentsatz der Kosten am Bruttosozialprodukt sank sogar etwas ab. Medikalisierung bedeutet zugleich, neben einer Zunahme der ökonomischen Belastungen durch das Phänomen Krankheit, auch eine Verschiebung aller *Gesundheitsindikatoren* hin zur Verstärkung der die Krankheit kennzeichnenden Größen.

Nun ist die Philosophie der Gesundheitsindikatoren alles andere als naturwissenschaftlich fundiert. Die meisten Abhandlungen über diese Indikatoren gehen von Ideal-Definitionen aus, die sich in der Kritik als fragwürdig erweisen (Zapf, 1974/75). Als Indikatoren gelten durchweg: die Zahl der gesundheitsrelevanten Institutionen (Krankenhäuser und deren Bettenzahl, Arztdichte, Verteilung der Ärzte, ihre fachliche Kompetenz, Dichte und Güte von präventiven Maßnahmen) und Daten zur Gesundheit der Bürger, wie sie sich aus Mortalitäten, Morbiditäten, Lebenserwartungen und Rentenbeginn bestimmen lassen.

Diese Daten sind eigentlich nur hinsichtlich der Mortalitäten leidlich hart und ohne Ideologie. Die Mortalitätsziffern bilden daher den Kern unserer Analyse der Medikalisierung. Alle anderen Daten sind so unzuverlässig, daß sie sich weder zur Stützung noch zur Bekämpfung von Illichs Kritik an der Medizin eignen.

Die Zahl medizinischer Institutionen läßt sich zwar einfach bestimmen, nicht aber deren Güte. Die Arztdichte wächst in allen Industriestaaten an, liegt in Deutschland nach der Sowjetunion und Israel an dritter Stelle, ist also hoch, aber gesellschaftspolitisch (wie die UdSSR zeigt) kaum interpretierbar. Die Zahl der Krankenhausbetten ist in Deutschland pro Kopf der Bevölkerung sehr hoch (114 Betten pro 10000 der Bevölkerung), liegt aber nahe der Ziffer anderer Industriestaaten (England 95, Frankreich 104). Nur Schweden mit 150 Betten pro 10000 liegt exzessiv hoch. Gütekriterien sind hieraus nicht ablesbar, ebensowenig Argumente für eine Übermedikalisierung (Schaefer u. Blohmke, 1978).

Trotz einer sicherlich exzellenten institutionellen Versorgung der Bevölkerung mit medizinischen Gütern sind die sogenannten *Krankenstände* hoch. Unter dem Krankenstand versteht man das Verhältnis der mittleren Fehlzeiten durch Krankheit pro Jahr, bezogen auf die Soll-Arbeitstage pro Jahr. Diese Ziffer schwankt zwischen 5 und 6% in der Bundesrepublik. Sie liegt in den Vereinigten Staaten erheblich niedriger und erreicht ein Minimum bei freiberuflich Tätigen und bei Personen, die sich in beruflicher (auch in rehabilitierender!) Ausbildung befinden. Bei einer amerikanischen Firma, die nur schwer Körperbehinderte beschäftigt, liegt der Krankenstand unter 2%! Der Krankenstand ist, wie man wohl allseits zugibt, eine soziale, aber keine medizinische Größe.

Die Berentung von Arbeitern und Angestellten zeigt ein hierzu – und in sich selbst – ganz widersprüchliches Verhalten. Das durchschnittliche Lebensalter bei vorzeitiger Berentung stieg nach dem letzten Weltkrieg kontinuierlich an. Allerdings nimmt die Zahl vorzeitiger Berentungen in den letzten Jahren zu. Die Menschen arbeiten insgesamt länger, nehmen aber mit steigender Häufigkeit die letzten 2–3 Arbeitsjahre durch vorgezogene Berentung als Ruhejahre. Zudem ist der Rentenbeginn bei Mann und Frau, Arbeitern und Angestellten völlig verschieden. Auch diese Unterschiede sind medizinisch nicht zu deuten und vorwiegend sozial bedingt.

Diese Verhältnisse sind also keineswegs ein Zeichen wachsender Krankheit, aber auch kein Indikator überhöhter medizinischer Fürsorge. Es kann daraus nicht einmal der Schluß gezogen werden, daß die institutionalisierte Medizin für das viele Geld, was sie koste, zu wenig biete.

Die Inanspruchnahme medizinischer Dienste ist sachlich schwer kontrollierbar und erfolgt in Zentraleuropa sicher in einer durch Krankheit allein kaum interpretierbaren Weise. Man könnte der Medizin allenfalls den Vorwurf machen, sie gehe gegen den übertriebenen Gebrauch ihrer Dienste nicht effektiv genug vor, schreibe beispielsweise zu leicht krank, was offenbar auch zutrifft.

Diese Praxis der überhöhten Krankschreibungen mit der Folge kostenträchtiger und hoher Krankenstände läßt sich aber sicher nicht einer „Übermedikalisierung" anlasten. Sie ist vielmehr, genau wie der enorme und weithin sinnlose Medikamentenkonsum, die Folge falscher Grundeinstellungen der Bevölkerung, die von den Ärzten freilich gerne toleriert wird. Arzt und Patient gehen eine Art Bündnis ein, das die Interessen beider Kontrahenten befriedigt. Damit wird dann leicht das ganze private und berufliche Leben mit medizinischen Problemen durchsetzt. Soziale Wünsche nach Freizeit werden ebenso wie familiäre Bedürfnisse (Freistellung der Mutter zur Pflege ihrer kranken Kinder) als Krankheit getarnt und erfüllt.

Es liegen hier scheinmedizinische Probleme vor, die zu erheblichen Mißständen geführt haben, aber von keinem Kenner der Szene ernsthaft der Medizin als Institution zur Last gelegt werden. Das gesellschaftliche System der Befriedigung teils notwendiger, teils angenehmer, aber unberechtigter Wünsche ist von der Krankheit zur „Abwesenheits-Rate" pervertiert. Kein Kenner spricht mehr von Krankenstand, wenn er die Fehlzeiten meint, obwohl die Fehlzeiten offiziell als Krankenstand deklariert werden.

Trotz solch offenkundiger Fehlentwicklungen läßt nur eine genauere Durchforstung der Krankenstände vorsichtiger urteilen. Es sollte uns beeindrucken, daß Krankenstände, die offenbar so leicht vom Patienten manipuliert werden können, nicht ins Unerträgliche anwachsen. Sie tun das zwar gelegentlich, aber doch nur unter bestimmten sozialen Bedingungen, die letztlich ein emotionales Zerwürfnis zwischen Arbeitnehmer und Vorgesetzten beinhalten. Normalerweise werden die Krankenstände rigoros von den Kollegen kontrolliert. Der Kranke, der sich über solche Kontrolle hinwegsetzt, ist fast immer ein „Problempatient", der an seinem Leben leidet. Hier wäre dann tatsächlich von Übermedikalisierung zu sprechen, weil die offizielle Medizin auf solche Problempatienten mit Pillen und Apparaten reagiert, statt ihnen die menschliche Fürsorge angedeihen zu lassen, derer sie bedürfen. Aber dies ist ein wissenschaftsinternes Versagen, das sicher dem

Problempatienten nicht seine Gesundheit „enteignet", sondern sie nur mit ungeeigneten Mitteln wiederherstellen will, dabei allerdings total versagt.

Nemesis und Häresie

Wenden wir uns nun den härtesten aller Gesundheitsindikatoren zu, den Sterblichkeiten bei den unterschiedlichsten Krankheiten. Diese nüchternen Zahlen lassen sich unter zwei Aspekten betrachten: ob sie Anhaltspunkte für ein Zuviel oder Zuwenig an medizinischer Betreuung liefern und ob sie auf Schäden hinweisen, die durch die Medizin und ihre Ärzte selber gesetzt werden, also auf iatrogene Erkrankungen.

Untersuchungen über die Sterblichkeiten als Kriterium der medizinischen Versorgung sind schwierig. Sie lassen sich nur begrenzt korrekt durchführen und ergeben dann auch noch für jedes Land der Welt andere Resultate. Da sich jedoch die Sterbeziffern bei fast allen Industrienationen mehr oder weniger gleichen, kann die Situation recht gut an den Daten eines Landes mit einer mittleren Mortalitätsquote analysiert werden.

Um das Ergebnis vorwegzunehmen und damit die Ausgangsbasis dieser Überlegungen abzustecken: Es ist nachweisbar, daß zahlreiche krankheitsspezifische Sterbeziffern mit den Jahren rasch abgesunken sind; die Medizin hat an dieser Senkung vermutlich den wesentlichsten Anteil. Dies, zusammen betrachtet mit der so offenbar richtigen Klage über steigende iatrogene Schäden, beweist, daß Kritiker und Ärzte jeweils recht haben, wenn der erste anklagt, der zweite verteidigt.

Illich spricht von der „medizinischen Nemesis", was bedeutet, daß die Medizin sich etwas anmaßt oder zueignet, was ihr nicht zukommt, und daß sie damit dem Neid und der Rache der Götter verfällt. (Der Ausdruck *Nemesis* stammt ursprünglich von dem Verbum νέμω, das *verteilen* bedeutet, in der alten Agrarkultur vor allem von Weideland, das νέμος heißt. Die Nemesis ist im Urbegriff die Sünde, die der begeht, der sich unrechtmäßig zuviel von diesem Weideland nimmt. Genauso nimmt sich Illich zu viel an Kritik, und die Nemesis trifft also auch ihn.) Die Nemesis bezeichnet, theologisch wie sie gemünzt ist, offenbar moralisch suspekte Tatbestände.

Wir sollten nun dieser theologischen Sprache zwar auch einen theologischen Begriff entgegensetzen, der aber von Moralia absieht und die Dinge auf ihren logischen Grund zurückführt. Er muß aufzeigen, daß Kritiker und Praktiker der Medizin beide nur Teilwahrheiten im Auge haben, die Realität aber aus Gut und Schlecht, aus Wirksamkeit und Versagen gemischt erscheint. Die Unfähigkeit, alle Dinge zur Synthese zusammenzuschauen, kann treffend mit dem Ausdruck „Häresie" gekennzeichnet werden. (Der Begriff *Häresie*, griechisch αἱρεσις, das *Gewählte*, die *Denkweise* insbesondere einer Partei, kennzeichnet das *Eingeschränkte* eines Standpunktes. Αἱρέω heißt unter anderem etwas für sich nehmen.) Illich ist ein Häretiker: Er sieht das Gefährliche der Medizin, ohne ihren Nutzen zu kennen oder doch zuzugeben. Er vertritt Teilwahrheiten.

Nun liegt das Häretische, also das zu einem Teile durchaus Richtige, bei fast allen kritischen Äußerungen zur Medizin auf der Hand. Wäre es anders, wie könnte dann jeder seinen Standpunkt mit solcher Emphase vertreten? Wie in den religiösen, philosophischen und politischen Auseinandersetzungen der Weltgeschichte, so hat auch hier niemand ganz recht oder ganz unrecht. Der partikulare, ja parteiliche Standpunkt erklärt sich aus verschiedenen Grundtendenzen, die das Urteilsvermögen der Menschen bestimmen – aus ihren partikularen, auf ihre Lebenssphäre beschränkten Erfahrungen; aus der Unfähigkeit der meisten Menschen, sich in Seelenzustände anderer einzufühlen; aus der meist einseitigen rationalen Ausbildung, die andere Formen des Denkens nicht aufkommen läßt; nicht zuletzt auch aus den harten wirtschaftlichen Interessen, in denen Arzt, Patient und Gesellschaft zwar vielfach, doch eben nie vollständig übereinstimmen. Erfahrung, Ausbildung, psychologische Situation und Eigennutz verweben sich also zu einem oft schwer durchschaubaren Gewirr. In diesem Dschungel den Weg zu den Realitäten zu finden ist selten einfach. Die Häresie ist sozusagen die natürliche, physiologische Form menschlicher Überzeugungen.

Die Sterblichkeit und die Medikalisierung

Über Häresie und richtige Welteinsicht sollten harte Daten entscheiden. Das beste Maß der Gesundheit einer Bevölkerung stellt die durch die mittlere Sterbequote bestimmte Lebenserwartung dar; ihre Berechnung ist kompliziert und hier nicht von Interesse. Sie mißt die Wahrscheinlichkeit, Gesundheitsgefahren zu überleben. Die Lebenserwartung der männlichen Bevölkerung sinkt seit einigen Jahren in vielen Industrienationen ab. In der Bundesrepublik Deutschland beträgt diese Senkung maximal (für die 60jährigen) 1 Jahr und 2 Monate; doch die Lebenserwartung steigt in letzter Zeit wieder etwas an, so daß die maximale Senkung 1971 nur noch 10 1/2 Monate betrug. Diese Zahlen besagen zunächst, daß die Erfolge der Medizin, die in der Verlängerung unseres Lebens gesehen werden könnten, offenbar einen Höhepunkt überschritten haben. Die Medizin ist im Begriff, den Wettlauf mit dem Tode zu verlieren.

Diese Verhältnisse sagen aber nichts darüber aus, ob dieser unerfreuliche Trend einem Versagen der Medizin anzulasten ist, denn eine Zunahme der Schädigung durch äußere Einflüsse, etwa durch eine verschmutzte Umwelt, würde zum gleichen Ergebnis führen, ohne daß „die Medizin" daran auch nur die geringste „Schuld" träfe. Die Situation läßt sich aus den Sterbeziffern (Mortalität) leicht klären: Weder die Medizin noch die Umwelt ist anzuschuldigen! Schuldig sind wir selbst.

Aus der „altersstandardisierten" Mortalitätsstatistik läßt sich ersehen, daß bei Männern die Sterblichkeit bei den meisten Krankheiten anhaltend weiter sinkt. Einige wenige Leiden machen eine Ausnahme, und hier finden sich sechs Todesursachen, die eine stark anwachsende Tendenz zeigen (Tabelle 1). Sieht man von den Verkehrsunfällen ab, so verbleiben fünf Todesursachen, deren Häufigkeit zwischen 1952 und 1971 um mehr als 10 Todesfälle pro 100 000 der Bevölkerung zunahm: die koronaren Herzkrankheiten (also vorwiegend der Infarkt), das Lungen- und Bronchialkarzinom, die Leberzirrhose, die Bronchitis und die nichtulzerösen Verdauungskrankheiten.

Bei weiteren 14 Krankheitsgruppen sind die standardisierten Sterbeziffern für Männer angestiegen, wodurch insgesamt 51 Todesfälle pro 100 000 mehr verursacht wurden als 1952. Unter ihnen finden sich prozentual am häufigsten – und zugleich mit hohen Absolutzahlen – die Karzinome der Harn- und Geschlechtsorgane (einschließlich Prostata), des Darmes, der lymphatischen Organe und des Pankreas sowie das Lungenemphysem, das Asthma und der Diabetes. Bezüglich des prozentualen Anstiegs liegen der Infarkt, die Leberzirrhose, das Emphysem, der Lungenkrebs und die Bronchitis sowie das Pankreaskarzinom an der Spitze. Jede dieser Krankheiten hat eine Zuwachsrate, die mehr als 100% des absoluten Wertes von 1952 beträgt. Die hier aufgezählten

Tabelle 1. Mortalitätsanstieg bei Männern von 1952 bis 1971. Er ist sechs Todesursachen zuzuschreiben, die besonders stark (um mehr als 10 Todesfälle pro 100000 der Bevölkerung) zunahmen. Die Zahlen wurden auf zwei Stellen abgerundet. Sterblichkeit 1952 (mittlere Spalte) plus Zunahme (linke Spalte) ergibt die Zahl für 1971. Die rechte Spalte zeigt den prozentualen Zuwachs seit 1952. Die (standardisierten) Absolutzahlen beziehen sich auf jeweils 100000 Einwohner der Bundesrepublik Deutschland. (Nach Bundesminister für Jugend, Familie und Gesundheit, 1974)

Todesursache (Krankheitsbezeichnung)	Sterblichkeitszunahme absolut	Sterblichkeit 1952	Zunahme in % der Sterblichkeit seit 1952
Koronare Herzkrankheiten	+ 131	65	202%
Leberzirrhose	+ 20	12	167%
Karzinom von Lunge und Bronchien	+ 31	27	115%
Bronchitis	+ 14	13	108%
Unfälle im Straßenverkehr	+ 15	31	48%
Alle Verdauungskrankheiten ohne Ulzera	+ 11	48	23%
Insgesamt	+ 222	196	113%

Todesursachen haben sich beim männlichen Geschlecht also in nur 20 Jahren mehr als verdoppelt, im Falle des Herzinfarkts sogar verdreifacht!

Für die sinkende Lebenserwartung sind fünf Krankheitsgruppen (Tabelle 1) verantwortlich zu machen; und es wäre nun wichtig, die jeweilige Ursache dieser großen „Killer" der männlichen Bevölkerung zu ermitteln. Das ist angesichts unserer mangelhaften Kenntnis der ätiologischen Zusammenhänge nicht einfach. Die bei solchen Krankheiten sicher bekannten „Risikofaktoren" helfen jedoch weiter. Beim Infarkt sind es Blutfette und Blutzucker, Blutdruck, Rauchen, sicher in erheblichem Maß der psychosoziale Streß, der nach Meinung zahlreicher Experten zugleich die wesentlichste Ursache der essentiellen Hypertonie ist (v. Eiff, 1974; Eyer, 1975; Henry u. Cassel, 1969), sowie in gewissem Umfang Bewegungsarmut. Beim Lungenkarzinom steht das Rauchen fraglos ätiologisch im Vordergrund, zu einem kleinen Anteil auch die sonstige Luftverschmutzung.

Die Leberzirrhose zeigt eine so große Entsprechung zum Alkoholkonsum, daß es fraglich ist, ob noch nennenswerte weitere Schadstoffe angeschuldigt werden müssen (Schaefer, 1974, S. 85). Bei der Bronchitis bedeutet das Rauchen ebenfalls die stärkste Noxe (Schaefer, 1974, S. 81). Nur bei den Verdauungsstörungen sind wir ratlos. Sie stellen aber eine kleine und sehr heterogene Gruppe von Todesursachen. Da Blutfett- und Blutzuckererhöhungen (neben einer fraglichen genetischen Disposition) vermutlich auf falschem Ernährungsverhalten beruhen, ergibt sich, daß die Ätiologie der fünf „Killer" im Fehlverhalten der Menschen liegt, vorwiegend im übertriebenen Konsum und in der sozialen Streßbelastung. Doch diese Faktoren kann der Mensch weitgehend selbst beeinflussen. Alle anderen Krankheiten, die prozentual stark zunehmen, sind – absolut gesehen – quantitativ unbedeutend, in ihrer Ätiologie freilich unklar.

Zu den Krankheiten, die in den letzten Jahren zunahmen, aber quantitativ nur eine untergeordnete Rolle spielen, da sie die Sterblichkeit in 20 Jahren (1952–1971) nur um rd. 5% erhöht haben, gehören acht verschiedene Formen von Krebs (Tabelle 2). Die Ursachen dieser Krebsformen sind weitgehend unbekannt. Daß sie durch Zunahme äußerer Schadfaktoren entstehen, ist allgemeine Ansicht, wenngleich die Meinungen über die Art der Schadfaktoren sehr auseinandergehen. Es ist aber sehr unwahrscheinlich, daß eine medizinische Überversorgung, etwa leichtfertige Operationen, hierbei einen nennenswerten Anteil haben, selbst wenn die eine oder andere Prostataoperation die Sterblichkeit erhöht haben sollte.

Bisher hat niemand, auch nicht der Kritiker Hackethal, sichere Zahlen vorgelegt. Das trifft auch für alle anderen Krebsformen zu. Doch sollte offen zugegeben werden, daß die insgesamt 28,9 Todesfälle pro 100 000 Lebende, die den acht Krebsformen anzulasten sind, schwer zu interpretieren sind und die Überlebenschancen der Kranken mit und ohne Operation vielleicht nicht so stark die Operation begünstigen, wie man das gemeinhin annimmt (Oeser, 1974). Eine Krebsgenese durch Streßfaktoren, die sicher eine Rolle spielt, ist auch hier einzukalkulieren und würde die Medizin als Quelle der Krankheit entlasten.

Die Mortalität beim Asthma, eine vorwiegend psychosomatisch zu deutende Erkrankung, mag durch eine unsachgemäße Therapie beeinflußt sein. In England jedenfalls wurde ein Asthmaspray als Ursache von Todesfällen festgestellt, das in Deutschland aber nicht in gleicher Form angewendet wurde (Inman u. Adelstein, 1969). Das Lungen-

Tabelle 2. Krankheiten, die als Todesursache zwar zunehmen, die aber wegen ihrer Letalitäten oder kleinen Anstiegsraten (unter 10/100000 der standardisierten Sterbeziffer) quantitativ bei der Bestimmung der Lebenserwartung nur eine geringe Rolle spielen. Werte und Quelle analog Tabelle 1

Todesursache	Standardisierte Sterblichkeitszunahme 1952/1971 pro 100000 Lebende	Standardisierte Sterblichkeit 1952	Zunahme bis 1971 in % von 1952
Bösartige Neubildungen der Harn- und Geschlechtsorgane	9,6	22,8	42%
Bösartige Neubildungen des Darmes	5,6	21,5	26%
Asthma	5,5	15,4	36%
Emphysem	5,3	4,3	123%
Karzinom der lymphatischen Organe	4,6	9,1	51%
Karzinom des Pankreas	3,7	4,3	115%
Nervenkrankheiten	3,2	16,0	20%
Selbstmord	3,0	24,0	13%
Bösartige Neubildungen anderer Organe	3,0	11,7	26%
Bluthochdruck	1,1	11,7	9%
Neubildungen nicht näher bezeichneter Art	1,0	7,5	13%
Bösartige Neubildungen des Gehirns	0,8	1,9	42%
Bösartige Neubildungen der Haut	0,6	1,6	38%
Summe	51,1	159,9	32%

emphysem hängt wiederum stark mit dem Rauchen und einigen Berufskrankheiten (Trompeter, Glasbläser) zusammen. Es widersetzt sich der Therapie im positiven wie im negativen Sinn; Therapieschäden sind ebenso unwahrscheinlich wie ein entscheidender Nutzen oder gar Heilung.

Nervenkrankheiten und Selbstmord als Todesursachen sind zu einem Teil Folge falscher gesellschaftlicher Einflüsse, ebenso wie der Hochdruck (v. Eiff, 1974). Doch auch hier müßte die Schuld der Medizin wenigstens erahnbar gemacht werden. Das Gros der Nervenkrankheiten dürfte erblich bedingt, zunächst also medizinisch neutral sein. Ein sonderlich klarer Anhalt für Schäden durch Medikalisierung oder Übermedikalisierung findet sich jedenfalls nicht.

Zweifel an der Übermedikalisierung sowie den iatrogenen und klinischen Schäden sind berechtigt, weil es Krankheiten gibt, die in den letzten 20 Jahren wesentlich seltener zu Todesfällen führten (Tabelle 3). Wir haben es also mit drei Klassen von Todesursachen zu tun: solche, deren rascher Anstieg auf falsches Gesundheitsverhalten zurückgeht (Tabelle 1), solche, die langsam und relativ wenig zunehmen, doch aus schwer erklärbaren Günden (Tabelle 2) und solche, die deutlich und relativ rasch an Häufigkeit abnehmen (Tabelle 3). Es ist sehr schwer vorstellbar, daß die Zunahme weniger Krankheiten iatrogen, also durch eine falsche Medizin bedingt sein sollte, während bei einer großen Zahl von Krankheiten offenbare Fortschritte der Therapie einen ebenso klar erkennbaren Nutzen gehabt haben. Da vor allem die Krebsentstehung kaum Folge falscher Medikation sein dürfte, fallen alle Argumente, wonach die Medizin schädigt, insoweit in sich zusammen, als diese Schäden, etwa durch die Nebenwirkungen der Therapie, sich in den Sterblichkeiten nicht bemerkbar machen.

Nutzen und Schaden

Das Absinken der Lebenserwartung, verursacht durch die steigende Mortalität bei vorwiegend fünf rasch an Gefährlichkeit zunehmenden Krankheiten, wäre erheblich stärker ausgeprägt, wenn nicht die Medizin die große Mehrzahl aller Gesundheitsstörungen besser zu behandeln gelernt hätte. Bei den Leiden mit einer deutlichen Abnahme der Sterblichkeit (Tabelle 3) handelt es sich offenbar um medizinisch behandelbare Erkrankungen wie Infekte, Pneumonie, Ulzera, Karzinome und die „Altersschwäche", die als Diagnose weithin in genaueren Krankheitsklassifikationen verschwunden sein dürfte. Vielleicht hat also die frühere Altersschwäche andere Krankheiten als Todesursache scheinbar etwas

Tabelle 3. Mortalitätsabnahme bei Männern von 1952 bis 1971. Entsprechend den Daten in der Tabelle 1 sind nur diejenigen Todesursachen aufgeführt, die um mehr als 10% zurückgingen und zudem eine größere Häufigkeit als 3 pro 100000 zeigten. Zusätzlich wurden die Prozentzahlen von unten nach oben berechnet, da sich nur dann der prozentuale Rückgang mit dem in der Tabelle 1 dargestellten Zuwachs direkt vergleichen läßt. Die (standardisierten) Absolutzahlen beziehen sich auf jeweils 100000 Einwohner der Bundesrepublik Deutschland. (Nach Bundesminister für Jugend, Familie und Gesundheit, 1974).

Krankheiten beziehungsweise Organerkrankungen als Todesursache	Sterblichkeits-abnahme absolut	Sterblichkeit 1952	Abnahme in % der Zahl seit 1952	Abnahme in % der Zahl seit 1971
Alle Infekte	− 32	47	68%	213%
Altersschwäche	− 54	89	61%	154%
Pneumonie	− 24	45	53%	114%
Magenkarzinom	− 21	58	36%	57%
Alle Harn- und Geschlechtskrankheiten (ohne Prostatakarzinom)	− 14	40	34%	52%
Magen- und Duodenalgeschwür	− 3	12	25%	33%
Atmungsorgane ohne Bronchitis	− 18	72	25%	33%
Zentralnervensystem	− 13	138	9,4%	10%
Insgesamt	−179	501	36%	56%

ansteigen lassen. Nur bei der Apoplexie, dem Schlaganfall, die seltsamerweise zurückgeht, ist der Erfolg der Medizin weniger offenbar, da wir die Gründe des Absinkens nicht so genau kennen. Berechnet man die Abnahme der Mortalität bei den übrigen (selteneren oder geringergradig zurückgehenden) Krankheitsbildern, so ergibt sich zwischen 1952 und 1971 ein Rückgang um 162 pro 100000 Lebende.

Die Bilanz in der Veränderung der Sterblichkeit ist äußerst eindrucksvoll (Tabelle 4). Sie zeigt, daß sich die standardisierten Sterblichkeiten in den fraglichen 20 Jahren kaum verändert haben, daß aber einer gewaltigen Zunahme nur einiger weniger, durchweg „selbstverschuldeter" Krankheiten eine noch größere Abnahme an tödlich verlaufenden Leiden gegenübersteht, die medizinisch behandelbar geworden sind.

Die Fortschritte der Medizin reichen derzeit gerade noch aus, um die Zunahme der Sterblichkeit bei den „Konsumkrankheiten" zu kompensieren. Wäre aber die Medizin nicht so effektiv, so würde die Lebenserwartung durch eigenes „Verschulden" der Menschheit erheblich gesunken sein. In Zahlen läßt sich das dramatisch belegen: Unter 100000 Männern, die 1971 lebten, rettete in diesem Jahre die Medizin 341 vom Tode. Laut Statistik wären sie gestorben, wenn die Mortalitätsverhältnisse des Jahres 1952 noch bestanden hätten. Diese Todesfälle wären noch zu jenen 222 hinzugekommen, welche die sechs großen „Killer" 1971 zusätzlich dahingerafft haben!

Angesichts der rd. 29,4 Mio männlichen Einwohner der Bundesrepublik Deutschland bedeutet die Senkung der Mortalität um 341 pro 100000 Lebende, daß dadurch derzeit jährlich 100254 Männer vom Tode gerettet werden. Man wird das zwar kaum allein der Effektivität der Medizin zuschreiben dürfen, aber doch zu einem guten Teil, weil Einflüsse, die außerhalb der Medizin unsere Gesundheit neuerlich verbessern, nirgends deutlich erkennbar sind.

Die Universalität der Häresien

Die These von der Wirkungslosigkeit der Medizin ist also falsch. Das heißt nun keineswegs, daß nicht ein Teil Wahrheit auch in dieser These steckt: Die Medizin könnte wirksamer (effektiver) sein, insbesondere

Tabelle 4. Mortalitätsverschiebungen bei Männern von 1952 bis 1971; Einteilung in je zwei Gruppen mit einmal starker, einmal schwacher Sterbezahlveränderung. Man erkennt, daß die Mortalitätszunahme und damit praktisch die Lebenserwartung von nur sechs Todesursachen (obere Reihe) beherrscht wird. Die (standardisierten) Absolutzahlen beziehen sich auf jeweils 100000 Einwohner der Bundesrepublik Deutschland. (Nach Bundesminister für Jugend, Familie und Gesundheit, 1974)

	Mortalitäts-veränderung absolut	Sterblichkeit 1952	Zunahme oder Abnahme bis 1971 in % des Gruppenwertes von 1952	Zunahme oder Abnahme bis 1971 in % der Gesamtmortalität von 1952
Die sechs stark zunehmenden Todesursachen aus der Tabelle 1	+222	196	+113%	+24,6%
Alle anderen Todesursachen, die zunehmen, aber quantitativ weniger bedeutend sind (14 Krankheitsgruppen)	+51	160	+32%	
Todesursachen stark sinkender Häufigkeit (Tabelle 2)	−179	501	−36%	−30,7%
Alle übrigen Todesursachen sinkender Häufigkeit	−162	253	−64%	
Insgesamt	−68	1110	—	−6,1%

wenn wir ihre Effektivität in Beziehung zu ihren Kosten setzen. Diese sind zwar paradoxerweise auch nicht genau bekannt. [Eine erste Berechnung der Kosten findet sich bei Jahn und Schaefer (1965), die derzeit verläßlichste Schätzung der Krankenversicherungskosten in Deutschland bei Szameitat und Wuchter (1970), ein internationaler Vergleich von Kosten und Effizienz bei Weissenböck (1974).] Doch lassen sich wenigstens grobe Schätzungen machen. Sie alle kommen zu dem Ergebnis, daß ein hoher Prozentsatz des Bruttosozialproduktes auf die Medizin entfällt. Er kann derzeit nicht sehr viel kleiner als 20 sein.

Die Medizin stellt also ein großes finanzielles Problem dar. In diesen hohen Kosten ist freilich die Minderung des Sozialproduktes durch Krankheit, einschließlich des Aufwandes für Frühberentung, enthalten. Aber Fehlzeiten und Frührenten sollten von eben jener Medizin verhütet werden, insbesondere nachdem sie Prävention und Rehabilitation unter hohem Kostenaufwand betreibt. Die Behauptung, Krankheit lasse sich durch medizinische Maßnahmen verhüten, ist jedenfalls auch nur eine Teilwahrheit, die gerade dort nicht zuzutreffen scheint, wo präventive und rehabilitierende Maßnahmen den größten Erfolg versprächen, bei den großen „Killern". Denn gerade sie lassen sich nur durch eine veränderte Lebensführung beeinflussen, nicht aber durch Maßnahmen im Rahmen der klassischen Medizin, etwa zur Beseitigung von Risikofaktoren. Wo immer Studien über die Effektivität solcher Maßnahmen gemacht wurden, blieben die Resultate enttäuschend, wenn sie nicht gar, wie bei der Senkung des Blut-Cholesterins, völlig versagten. Die These, Krankheit sei mit medizinischen Mitteln verhütbar, ist offenkundig häretisch, und niemand weiß derzeit, wieweit sie zu ihrem Teile zutrifft.

Die Medizin stellt nun ein so das ganze Leben der Menschen beruhigendes und verwandelndes System dar, daß man nicht erstaunt sein wird, überall Schiefheiten des Urteils zu finden. Auch der Patient bleibt davon nicht ausgenommen. Zwar beklagt er (oder der Laie, der sich als künftiger Patient empfindet) lebhaft die Bevormundung durch den Arzt, die Enteignung seiner Entschlüsse, selbst dort, wo der Arzt am ehesten der willkommene Retter sein sollte: angesichts des Todes. Doch ist der naive Glaube eben dieses Patienten — wenn wirklich sein Sterben naht — an die Fähigkeiten und Möglichkeiten des Arztes ungebrochen. Dies bestätigt die tägliche Erfahrung immer wieder. Bricht hier eine medizinische Schizophrenie aus, die eine kritische Haltung in gesunden Tagen schnell mit einer totalen Ergebung vertauscht, sobald die eigene Sache „ad triarios" kommt?

Arzt und Patient sind offenbar beide nicht im Besitz der umfassenden Wahrheit, und auch vom dritten Partner im Bunde, den staatlichen oder doch offiziellen Institutionen, läßt sich nichts Besseres sagen. Diese „Öffentlichkeit" betrachtet die Medizin und ihre Vertreter einesteils als die einzigen Heilbringer, denen die „Attestierung", also die verläßliche Feststellung medizinischer Tatbestände, erlaubt sein darf. Überall in der Welt gibt es andererseits Außenseiter, in der Bundesrepublik Deutschland gar solche mit staatlicher Anerkennung, die (wie in Deutschland) nicht einmal Medizin in ihrem wissenschaftlichen Aspekt gelernt haben, oder die sich doch (wie überall) nicht nach dem Handlungskatalog einer wissenschaftlichen Medizin richten.

Nun versteht man die tiefen Gründe solcher häretischer Einstellungen wohl. In einer Zeit, in der alles mit Wissenschaft begründet zu werden pflegt, aber auch jedes „Fahrlässige" unter Strafe oder mindestens unter Regreßpflicht steht, möchte niemand gerne für andere Fragwürdiges in eigener Verantwortlichkeit veranlassen. Von allen Fragwürdigkeiten sind aber die Schwierigkeiten der wissenschaftlichen Medizin wohl immer noch die kleinsten. Das höhere Risiko der Außenseitermedizin nimmt man immer nur bei eigener Krankheit auf sich.

Aus dieser schizophrenen Haltung leuchtet natürlich die Grundhäresie der wissenschaftlichen Medizin selbst hervor, die vorgibt, sich auf sicherem (oder besser: „gesichertem") Boden zu bewegen. Nun wird kein wissenschaftlich geschulter Mensch bestreiten können, daß die Haltung des „Wissens" derjenigen des „Meinens" oder „Glaubens" so lange überlegen ist, wie sich das Wissen auf unbezweifelbare Thesen gründet. Wer aber ein wenig die Lage in der heutigen Wissenschaftstheorie kennt, der weiß zugleich, daß es nur ein einziges Kriterium der Unbezweifelbarkeit gibt: die richtige Voraussage dessen, was sich ereignen wird.

Der universale Grund der Häresien

Die Schwierigkeit einer solchen Voraussage in der Medizin ist bekannt. Es mag den durch den Ruhm der klinischen Medizin voreingenommenen Leser überraschen und verstimmen, wenn wir feststellen, daß eine

Voraussage medizinischer (Heil-)Wirkungen am ehesten unter den Bedingungen starker Suggestion gelingt, weswegen zum Beispiel die Heilerfolge gerade mancher Außenseiter so sicher und so berühmt sind. Je wissenschaftlicher das medizinische „Verfahren" von Diagnose und Therapie durchgeführt wird, desto fragwürdiger ist der Erfolg – vorausgesetzt, es handelt sich nicht um eine klare somatische, eventuell lebensbedrohende Erkrankung. Da die große Mehrzahl aller Krankheiten, die den Patienten zum Arzt führen, aber leichte Störungen sind – fast immer mit einem Einschlag psychosomatischer Natur – ist eben die Prognostik im Somatischen unsicher und im Psychischen mit einer naturwissenschaftlichen Methodik nicht zu bewerkstelligen.

Der Mensch als suggestibles Geistwesen stellt also die eigentliche Schwierigkeit dar, die wir als letzten Bodensatz in allen unseren Problemen unauflösbar finden. Eine häretische Theorie, und sei sie noch so abstrus in manchen Ansichten, läßt sich daher wegen der mangelhaften Voraussagbarkeit medizinischer Effekte keineswegs widerlegen. Im Gegenteil, gerade die relativ hohe Voraussagbarkeit ihrer (suggestiven Heil-)Wirkungen scheint sie zu bestätigen.

Eine jede Ansicht über Medizin, die diese Zusammenhänge nicht berücksichtigt, muß notwendigerweise häretisch bleiben, und mag sie sich auf noch so viele offenbare Erfolge stützen. Der Mensch ist zudem, und das erschwert die Entlarvung des Häretikers noch mehr, von extremer Kompliziertheit bereits in seinen somatischen Eigenschaften. Diese Komplikation macht die meisten naturwissenschaftlichen Ansätze in der Medizin so ungewiß.

Reelle Alternativen

Was also würde geschehen, wenn man das derzeit herrschende System gesundheitlicher Betreuung der Industrienationen aufgäbe? Ein Blick auf die Entwicklungsländer zeigt, daß dort offenbar eine Unterversorgung herrscht, die allein durch die hochentwickelte Medizin der Industrienationen zu heben wäre. Die Sterblichkeiten in diesen Ländern der dritten Welt sind erheblich höher als bei uns. Wie die historische Entwicklung der Sterblichkeiten gerade auch in Mitteleuropa zeigt, spielen bei der Senkung der Sterblichkeiten, also der Steigerung der Lebenserwartung, die allgemeine Hygiene und die verbesserte Ernährung eine enorme Rolle. Die Medizin ist nicht die alleinige Wohltäterin der Menschen! Da aber die Sterblichkeiten in den Entwicklungsländern vorwiegend von medizinisch behandelbaren Krankheiten bestimmt werden, würde die Einstellung der medizinischen Dienste diese Länder vermutlich besonders hart treffen. Die Lebenserwartung würde noch weiter sinken.

Doch für die Medizinkritiker sind ja die Verhältnisse in den hochindustrialisierten Nationen besonders anrüchig. Bei einem Versagen der derzeitigen medizinischen Dienste würde die Sterblichkeit weiter ansteigen, die Lebenserwartung also sinken (Tabellen 1 und 4). Dies müßte der Fall sein, auch wenn die Thesen der Schulmedizin über die Entstehung und Behandlung der Krankheiten revisionsbedürftig wären. Trotz allen Theorie-Mangels ist die Therapie der Krankheiten aber offenbar effektiv.

Diese Behauptung stützt sich freilich auf die Durchmusterung der Sterblichkeiten, die eine Senkung der Sterblichkeiten bei medizinisch gut behandelbaren Krankheiten ergab. In den Tabellen 1–4 ist die Müttersterblichkeit nicht enthalten, da sich die Tabellen nur auf Männer beziehen. Durch ärztliche Eingriffe starben aber im Jahr 1975 rund 100 Mütter je 100000 Lebendgeborene weniger als 1956, so daß die Zahl der geretteten Mütter 1975 bei etwa 600 liegen dürfte. Bei insgesamt rd. 378 000 weiblichen Toten erscheint diese Zahl zwar klein (0,16%), man bedenke aber, wieviel Elend jährlich dadurch vermieden wird, daß 600 Familien die Mutter erhalten bleibt. Jedenfalls ist durch die Geburtsheilkunde die Müttersterblichkeit in 20 Jahren um 71% verringert worden. Die Säuglingssterblichkeit sank im gleichen Zeitraum auf rund die Hälfte ab! Die Mütter- und Säuglingssterblichkeit würde um ein Vielfaches zunehmen, gäbe es keine Geburtshilfe und keine Kinderheilkunde mehr.

Diese Alternativen sind zwar kalkulierbar, aber nur unter einer Bedingung richtig: daß nicht eine Laienmedizin ähnlich gute Resultate hervorbringt wie die etablierte, wissenschaftlich verfahrende Medizin. Nun scheinen Illich und seine Anhänger dem Laien erhebliche heilende Fähigkeiten zuzusprechen. Das wird zwar nirgends ausdrücklich gesagt, aber Illichs Kritik (1977) ist kaum anders zu verstehen, wenn es heißt, daß die Kliniken den Menschen eine „neue Form des Sterbens" aufzwingen (S. 50), indem die Menschen unfähig gemacht werden, selbst etwas zu tun. „Expertenherrschaft" ist für Illich ein Schaden, der durch politisches Handeln zu revidieren wäre.

Wenngleich die Argumentation dunkel und unverständlich bleibt, so springt plötzlich aus der Tiefe eine extreme Schlußfolgerung auf uns zu: daß den Experten „Macht" zu entreißen wäre, oder (wie Illich es in Davos beim Gesundheitsforum ekstatisch formulierte) daß den Ärzten die „Bibel" zu entreißen und den Patienten wieder in die Hand zu geben sei. Welche Macht? Welche Bibel? Was soll der Patient lernen? Wie soll sich die Mutter bei der Geburt verhalten? Nirgends wird deutlich, wie dies ohne die Erhöhung der Mortalitäten geschehen könnte. Doch durch ekstatische Deklamation besiegt man nicht den Tod. Es gibt zur derzeitigen Medizin keine andere Alternative als die anti-ärztliche Begeisterung, über deren Folgen zwar niemand etwas Genaues weiß, die aber sicher ein erhöhtes und verfrühtes Sterben wäre, vielleicht ein Rückfall in die Mortalitäten der Jahrhundertwende, wenn nicht gar Schlimmeres geschieht.

Pervertiertes Selbstverständnis der Medizin

Die Kritik an Illich darf uns nicht dazu verleiten, die Medizin insgesamt für vernünftig zu halten und offenbare Fehlentwicklungen abzuleugnen. Die Bewahrung des Lebens als Auftrag an den Arzt im Bunde mit der uneingestandenen Angst vor dem Tode, die den Durchschnittspatienten von heute beherrscht, führte zu einer totalen Perversion ärztlichen Handelns; der Verhinderung des Todes um jeden Preis. Wollte man von einer „Enteignung des Sterbens" sprechen, so wäre das ein die Tatsachen treffender Begriff. Der beißende Hohn, mit dem Illich die Verhinderung des Sterbens überschüttet, ist in der Substanz auch für diejenigen verständlich, die sich den übrigen Eskapaden nicht anzuschließen vermögen.

Wenn dann freilich gesagt wird, die moderne Furcht vor dem unhygienischen Tod lasse „das Leben wie einen Wettlauf zum heiß umkämpften Platz an Intensivstation und Sterbezimmer erscheinen" (S. 124), so wird das Abstruse solcher Metaphorik offenbar. Jedes richtige Wort muß mit der teuren Last zahlreicher Verdrehungen erkauft werden, und es ist für die europäische Intelligenz wenig ruhmvoll, daß sie sich durch die Brillianz der Sprache und die Faszination der „Sprichwörtlichkeit" in Illichs Texten den Blick für diesen Nonsens hat verdunkeln lassen.

Es täte den Medizinern dennoch gut, sich von den Absonderlichkeiten solcher Gedankenführung zu Selbstkritik und kritischer Analyse der Situation inspirieren zu lassen. Es gibt kaum moderne kritische Ideen, die völlig haltlos wären. Diese Kritik kommt nicht von ungefähr, und wenn sie sich trotz ihrer Paralogien solchen Respekt verschaffen konnte, so doch wohl nur angesichts der zahlreichen und offenkundigen Fehlleistungen der Medizin. Die Rettung des Lebens zur unerbittlichen Bekämpfung des Todes umzufunktionieren ist ebenso absurd wie die Versicherung der Ärzte, bei allen Machtkämpfen um Vorteile, Honorare oder gesellschaftspolitischen Einfluß sei das Wohl der Kranken oberstes Gesetz.

Es ist die innere Unehrlichkeit derer, die banale Menschen sind, aber gerne edelmütige Menschenretter sein möchten, was die Opposition nicht nur in der Öffentlichkeit, sondern erst recht auch in der jungen Ärztegeneration so aktiviert hat. Ärzte sind nicht schlechtere, aber auch nicht bessere Menschen als der Durchschnitt menschlicher Populationen. Sie sollten sich gerade deswegen um so sorgfältiger überlegen, wo denn ideelle Relikte vergangener Zeiten am Werk sind, um den Beruf des Arztes in eine heroische Tätigkeit umzufunktionieren. Die Philosophie des Sterbens gehört dazu. Wir dürfen den Menschen ihren Tod nicht enteignen. Unser Tod aber ist in der Tat „medikalisiert".

Laisierung und Krankheitsverhütung

Bei aller Kritik an den Thesen Illichs darf nicht verschwiegen werden, daß gerade aus der modernen Medizin Argumente kommen, die dem Patienten, dem Laien, dem noch gesunden Individuum eine völlig neue Verantwortung zusprechen. Diese Laien-Medizin läßt sich damit wissenschaftlich begründen, daß die Lebenserwartung der Menschen von ihrer Lebensführung abhängt (Tabelle 1). Das persönliche Verhalten, der asketische Verzicht auf übertriebenen Konsum, bestimmt die Sterblichkeiten so sehr, daß die medizinischen Möglichkeiten dagegen vergleichsweise gering erscheinen.

Die chronischen und weitverbreiteten Krankheiten, die zugleich auch häufigste Todesursachen sind, entstehen durch äußere Einflüsse, die so gut wie vollständig vom Verhalten der Individuen bestimmt sind. Rauchen, Alkoholkonsum, Überernährung, Fehlernährung (mit ungeeigneten Nahrungsmitteln), Bewegungsarmut, Hetze, Ehrgeiz, Streßfaktoren aller Art sind die ersten Ursachen einer individuellen gesundheitlichen Fehlentwicklung, die letztlich in Krankheit endet. Selbst jene Risikofaktoren, die aus körperlichen Abweichungen wie erhöhten Blutfetten, vermehrter Sympathikustätigkeit, gestörtem Hormonspiegel, erhöhtem Blutdruck und dergleichen bestehen, sind so gut wie niemals alleine durch ungünstige Erbanlagen bedingt.

Fast immer haben sich Umweltfaktoren mit den Erbanlagen in ein gewisses Gleichgewicht gesetzt. Durch Umwelteinflüsse (Sitten, Gebräuche der sozialen Welt) sind Verhaltensformen entstanden, die für die Gesundheit riskant sind. Emotionale Reaktionen auf die soziale Umwelt (Aufregung, Ärger, Angst, Ehrgeiz, Hetze etc.) sind ebenfalls als Risiken wirksam. Oder es ist unter dem Einfluß der Gesellschaft aus ererbten Anlagen heraus eine Persönlichkeitsstruktur entwickelt worden, welche die Grundlage weiterer krankmachender seelischer Prozesse ist (Schaefer, 1979).

In dieser Theorie einer Krankheitsentstehung aus Erbe und Umwelt spielt also der Mensch die entscheidende Rolle. Teils ist er derjenige, der in der sozialen Umwelt die Ursache für krankmachende Reaktionen des Individuums ist, das ihm gegenübersteht. Teils verhält sich der Mensch selbst zu seiner Umwelt, zu dem Angebot an Konsum, Freizeit, zu Streß und Belastung in gesundheitlich bedrohlicher (riskanter) Weise. Der Mensch ist in einer doppelten Rolle gesundheitlich betroffen: in der Verantwortung für seine sozialen Partner und durch seine Entscheidungen über sein eigenes Wohl. Der Mensch ist nicht nur seines Glückes, sondern auch seiner Gesundheit Schmied.

Diesem Prozeß einer Übertragung gesundheitlicher Verantwortung auf den Laien tritt ein anderer Vorgang zur Seite, der äußerst bedeutsam ist. Es wurde durch Erhebungen zunächst in England, dann auch in Deutschland festgestellt, daß viele Menschen subjektiv an gesundheitlichen Störungen leiden, ohne bereits zum Arzt zu gehen. Gesundheit und Krankheit sind in der Tat Extreme, die ein weites („neutrales") Zwischenfeld einschließen (Abb. *1*). Das Individuum, das krank wird, durchmißt zunächst einen Raum zwischen gesund und krank, wobei es einen Punkt (S_1) erreicht, der eine so starke Beeinträchtigung des Wohlbefindens bedeutet, daß das Individuum an sich die Berechtigung hätte, den Arzt aufzusuchen und sich von ihm als krank erklären zu lassen. Viele andere Menschen würden jedenfalls mit gleichen Beschwerden den Arzt aufsuchen.

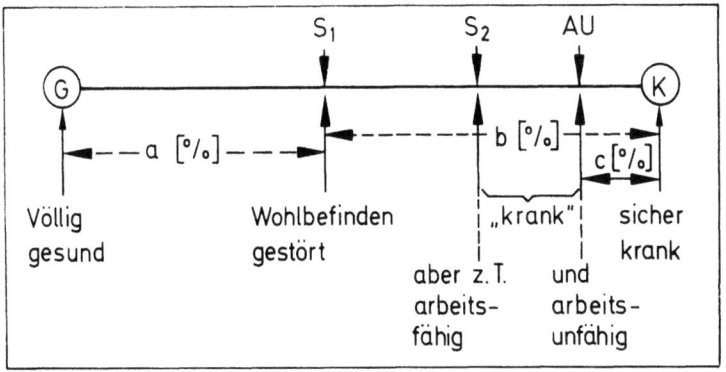

S_1: Die ersten wahrnehmbaren Befindungsstörungen
S_2: Krankheitsempfinden und Angabe einer Krankheit
AU: Krankheitsempfindung und Arbeitsunfähigkeit
a[%] = guter bis sehr guter Gesundheitszustand
b[%] = mäßiger bis schlechter Gesundheitszustand
c[%] = arbeitsunfähig

Abb. 1. Schematische Darstellung der verschiedenen Stadien von „Krankheit"

Ein Anteil (b) von vermutlich 10–15% der Bevölkerung erträgt diesen Zustand und behilft sich mit Hausmitteln, mit frei käuflichen Medikamenten und mit dem Rat seiner laienhaften Umwelt. Der Punkt der „offiziellen" Arbeitsunfähigkeit (AU) wird jedenfalls von jedem Menschen nach höchst persönlichen Maßstäben überschritten. Dazwischen (S_2–AU) herrscht ein Zustand der Beliebigkeit, in dem sich das Individuum völlig nach den Forderungen Illichs verhält, die ärztliche Zuständigkeit noch ignoriert und sich auf sich selbst verläßt.

Wir kennen die Größe der Anteile der Bevölkerung in den einzelnen Kategorien aus Befragungen leidlich gut (a = 60%; b = 40%; c = 5–6%). Im Bereich von S_1 zu S_2, also im Bereich der noch nicht als Krankheit empfundenen Beeinträchtigungen des Befindens, befinden sich rd. 20% aller Menschen in Deutschland (Schaefer u. Blohmke, 1978, S. 419 f.). Man wird also mit Sicherheit sagen können, daß der laisierte Bereich mit medizinischer Selbstbehandlung sehr groß ist und – wenn man auch alle leichten Gesundheitsstörungen mit einschließt (Bereich b) – rund das Siebenfache des ärztlich versorgten „Krankenstandes" beträgt.

Diese Zahlen sind sicher nicht ärztlich manipuliert. Sie haben ebensowenig etwas mit betrügerischer Ausnutzung der Krankenversicherung und ebensowenig etwas mit „Übermedikalisierung" zu tun. Allerdings hängt vieles von der Geduld und Leidensfähigkeit der Menschen ab. Beide sind inzwischen gering, aber ihre Senkung, verglichen mit heroischer empfindenden Zeitaltern, geht nur indirekt auf die Medizin zurück. Diese hat nur die „Schuld" auf sich geladen, auch und gerade gegen die kleinen Unpäßlichkeiten Mittel entwickelt zu haben. Daß man sie in Anspruch nimmt, ist aber das Resultat eines wehleidigen Zeitgeistes, eines medikalen Selbstverständnisses, das „Unbehagen als Krankheit" nimmt.

Der Medizin bleibt in diesem Dilemma nur die Möglichkeit, Menschen auf die in ihrem Verhalten liegenden Gefahren aufmerksam zu machen, insbesondere die Zeichen bedrohlicher Krankheitsverläufe auch dem Laien so deutlich zu machen, daß er die Gefahr erkennt. Daß der Arzt den „Noch-nicht-Kranken" durch Krankschreibung erst krank macht, davon kann gewiß keine Rede sein.

Mit diesen Darlegungen ist *nicht* gesagt, daß nicht Ärzte gelegentlich Patienten ausnützen, zu eigenem Vorteil im Krankenstand belassen, kurz, sich medikalisierend verhalten. Doch steht der Arzt hier meist eng mit dem Patienten im Bunde, hat dessen Vertrauen und handelt offensichtlich den Interessen des Patienten konform. Daß solches Handeln unzweckmäßig ist, die Medizin verteuert und nur eine geringe Effizienz hat, ist unbestreitbar. Man kann also sehr wohl sagen, daß das überquellende Angebot von medizinischen Leistungen den Gebrauch, die Inanspruchnahme fördert. Aber das ist ein fast allgemein-gesellschaftliches und keineswegs ein vorwiegend medizinisches Problem. Die „Pestilenz", die darin steckt, ist die Pestilenz einer allgemeinen Wehleidigkeit und hoher Ansprüche bei geringem Reflexionsvermögen. Unsere Zeit gebiert Pestilenzen, und auch die Medizin kann sich ihren Wirkungen nicht entziehen.

Was aber die Gesellschaft braucht, ist nicht die Zerstörung der Medizin, sondern Anpassung ihrer Praxis an ein neues Gesellschaftsgefühl, das es aber erst zu entwickeln gilt: das Gefühl, daß Rechte auch Pflichten und deren Erfüllung voraussetzen. Doch das ist eine gesellschaftliche und keine medizinische Aufgabe, ihr Mentor und Korrektor ist nicht der Arzt, sondern der Erzieher und letztlich sogar der Politiker.

Literatur

Bundesminister für Jugend, Familie und Gesundheit: Das Gesundheitswesen der Bundesrepublik Deutschland. Bd. 5. Stuttgart: Kohlhammer 1974

Eiff, A. W. von (Hrsg.): Essentielle Hypertonie. Therapiewoche *24*, 1713–1781 (1974)

Eyer, J.: Hypertension as a disease of modern society. Int. J. Health Serv. *5* (4), 539–558 (1975)

Gross, R., Spechtmeyer, H.: Nutzen und Schaden durch Arzneimittel. Monographien Sandoz 20. Nürnberg: Sandoz 1977

Heintz, R. (Hrsg.): Erkrankungen durch Arzneimittel. Stuttgart: Thieme 1966

Henke, K.-D.: Öffentliche Gesundheitsausgaben und Verteilung. Göttingen: Vandenhoeck & Ruprecht 1977

Henry, J. P., Cassel, J. C.: Psychosocial factors in essential hypertension. Am. J. Epidemiol. *90*, 171 (1969)

Illich, I.: Die Nemesis der Medizin. Von den Grenzen des Gesundheitswesens. Reinbek b. Hamburg: Rowohlt 1977

Inman, W. H. W., Adelstein, A. M.: Rise and fall of asthma mortality in England and Wales in relation to use of pressurised aerosols. Lancet *1969* II, 9

Jahn, H., Schaefer, H.: Die volkswirtschaftliche Belastung durch das Phänomen „Krankheit" im weitesten Sinne. Mensch und Medizin *2* (H. 6), 166–169 (1965)

Kellner, W.: Verschleuderte Milliarden. Der Arbeitgeber *15*, 619 (1963)

Lefelmann, G., Geißler, U.: Das Ärzteangebot bis zum Jahr 2000. Bonn: Wiss. Inst. d. Ortskrankenkassen 1978

McKeown, Th., Lowe, C. R.: An introduction to social medicine, 2nd ed. Oxford, London, Edinburgh, Melbourne: Blackwell 1977

Moser, R. H. (ed.): Diseases of medical progress, 2nd ed. Springfield, Ill.: Thomas 1964

Oeser, H.: Krebsbekämpfung. Hoffnung und Realität. Stuttgart: Thieme 1974

Schaefer, H. (Hrsg.): Folgen der Zivilisation. Therapie oder Untergang? Frankfurt: Umschau 1974

Schaefer, H.: Plädoyer für eine neue Medizin. München: Piper 1979

Schaefer, H., Blohmke, M.: Herzkrank durch psychosozialen Streß. Heidelberg: Hüthig 1977

Schaefer, H., Blohmke, M.: Sozialmedizin, Neuauflage. Stuttgart: Thieme, 1978

Spain, D. M.: Iatrogene Krankheiten. Stuttgart: Thieme 1967

Szameitat, K., Wuchter, G.: Was kostet die Gesundheit? Baden-Württemberg in Wort und Zahl *18*, 126 (1970)

Weissenböck, H.: Studien zur ökonomischen Effizienz von Gesundheitssystemen. Stuttgart: Thieme 1974

Zapf, W. (Hrsg.): Soziale Indikatoren. Konzepte und Forschungsansätze. Bd. 1–3. Frankfurt, New York: Herder & Herder 1974/75

Prävention —
Treibjagd auf die Krankheit

M. Schär

> *Früher etikettierte die Medizin die Menschen auf zweierlei Weise: jene, bei denen eine Heilung versucht werden konnte, und jene, die nicht mehr herzustellen waren, wie etwa Leprakranke, Krüppel, wunderliche Käuze und Sterbende. So oder so konnte die Diagnose zur Stigmatisierung führen. Die medikalisierte Prävention begründete nun eine dritte Form der Etikettierung. Sie macht den Arzt zum offiziell bestallten Magier, dessen Prophezeihungen selbst jene treffen, denen die medizinischen Zaubertränke nichts anhaben konnten ... Stolz eilten die USA der Welt voraus, als es galt, Treibjagd auf die Krankheit zu machen – und später deren Nutzen in Frage zu stellen.*
>
> Ivan Illich

Werden, Sein und Vergehen kennzeichnen jegliche Art von Lebewesen. Nicht nur das einzelne Geschöpf, sondern auch Arten und Gattungen sind diesem Naturgesetz unterworfen. Versteinerungen von Urtieren und Pflanzen stellen diesbezüglich ein beredtes Zeugnis dar. Mit dem Vergehen eng verknüpft sind Krankheiten, die Menschen, Tiere und Pflanzen heimsuchen, in ihrer Entfaltung beeinträchtigen und in ihrer Existenz bedrohen. Beim Menschen ist der Tod meistens die Folge von Krankheit.

Die lebensbedrohende Krankheit war denn auch seit Menschengedenken Gegenstand ärztlicher Bemühungen; erst in relativ jüngerer Zeit steht die Wiederherstellung der Gesundheit und des Wohlbefindens im Vordergrund der Krankenbehandlung. Während der vom Tod Gezeichnete der mitmenschlichen und ärztlichen Hilfe bedarf, um zu sterben, hat der Kranke eine Vielfalt von Möglichkeiten, mit seiner

Krankheit fertig zu werden. Viele Krankheiten und Mißbefindlichkeiten heilen von selbst, und viele lassen sich durch Diät und Medikamente kurieren; andere hingegen können nur durch chirurgische Eingriffe und Strahlenbehandlung geheilt oder gebessert werden. Ein großer Teil der heute vorherrschenden Krankheiten ist jedoch nicht im Sinne des Wortes heilbar.

Das Erkennen und Behandeln der schweren, lebensbedrohenden und der nicht selbst heilenden Krankheit war seit jeher die Domäne des Arztes. In seiner Ausbildung standen demnach die Diagnostik und die Therapie im Vordergrund. In jüngster Zeit wurde sein Tätigkeitsfeld jedoch ausgeweitet; die Behandlung der Kranken und die Betreuung der Sterbenden bilden nur noch einen Teil seiner Aufgaben. Man erwartet vom Arzt mehr Leistungen für die Gesunden. Die Erhaltung und Förderung der Gesundheit sowie das Verhüten von Krankheiten sind Tätigkeiten, für die der Arzt heute ebenfalls ausgebildet wird, und die ihn in Zukunft vielleicht vermehrt beanspruchen werden.

Warum dieser Wandel, der allerdings vielerorts noch nicht vollzogen worden ist und nur auf Teilgebieten zu sichtbarem Erfolg geführt hat? Besteht die Tendenz, das Leben der Gesunden zu medikalisieren, also auch den Gesunden zum Patienten zu machen, oder sind vielleicht die geringen Erfolgsaussichten bei der Behandlung der heute vorherrschenden Krankheiten der Grund für eine Verschiebung der ärztlichen Aufgaben?

Wenn Illich schreibt: „die Autorität des Arztes erstreckt sich inzwischen auf die Gesundheitsüberwachung, die Früherkennung, die Präventivtherapie und die Behandlung unheilbarer Leiden", so hat er durchaus recht; seine Begründung ist jedoch falsch. Die Verschiebung des Akzentes von der Behandlung Kranker auf die Frühdiagnostik und die Gesundheitsvorsorge hat nämlich stichhaltige Ursachen.

Die Folgen des Erfolges

Während der Arzt seine Behandlungsverfahren noch um die Jahrhundertwende auf pragmatische Weise anordnete, kann der heute tätige Allgemeinarzt sowie der Facharzt erprobte und wissenschaftlich bestätigte Methoden anwenden. Er verfügt über ein Arsenal an diagnostischen und therapeutischen Möglichkeiten, die den Erfolg seiner Bemühungen optimieren und die Sicherheit und Zuverlässigkeit seiner Diagnose erheblich verbessern. Der Behandlungserfolg hängt nicht zuletzt von der Präzision der Diagnose ab.

Der Arzt von damals war ein Virtuose im Abhorchen, Beklopfen und Beobachten des Patienten; seit der Jahrhundertwende wurde sein diagnostisches Instrumentarium durch Röntgenstrahlen erweitert, die ihm erlauben, Schattenbilder des Skelettes, der Eingeweide und der lebenswichtigen Organe aufzunehmen und auf diese Weise Veränderungen innerer Organe sichtbar zu machen. Später kamen die elektrophysiologischen Untersuchungsmethoden, das EKG und das EEG, hinzu; ferner erlauben der Tomograph und neuerdings der Scanner, dreidimensionale Bilder innerer Organe aufzuzeichnen. In jüngster Zeit überstürzen sich die neuen diagnostischen Verfahren geradezu. In diesem Zusammenhang seien lediglich die Ultraschalldiagnostik und die Thermographie genannt. Daß diese physikalisch-technisch teilweise komplizierten Diagnoseverfahren eine Spezialisierung erfordern, versteht sich von selbst.

Zur Diagnostik gehören auch die chemischen und physikalisch-chemischen Untersuchungsverfahren. Vom Mikroskop Robert Kochs bis zum modernen Elektronenmikroskop war eine weite Wegstrecke technischer Entwicklung zurückzulegen. Während früher nur Bakterien und Pilze sichtbar gemacht werden konnten, sind heute alle Krankheitserreger, selbst die kleinsten Viren, aber auch die feinsten Strukturen der Zellen und Gewebe einer morphologischen Beurteilung zugänglich. Die modernen Nachweisverfahren von Salzen, Stoffwechselprodukten, Hormonen, Fermenten und allen möglichen toxischen Substanzen, die entweder in den Körper eingebracht oder dort gebildet werden, haben ihrerseits dem Arzt ermöglicht, die morphologischen, pathophysiologischen und funktionellen Veränderungen und Vorgänge im Körper des Kranken gleichzeitig und vergleichend zu erfassen. Durch die Endoskopie innerer Organe dringt der Arzt in praktisch jede Körperhöhle vor, um ein Organ zu inspizieren oder sich eine Gewebsprobe (Biopsie) zu beschaffen.

Die Perfektionierung der Diagnostik hat zweifellos zu einem ungeheuren Kostenanstieg in der klinischen Medizin geführt, anderseits aber die Treffsicherheit der Diagnosen erheblich verbessert und somit die Voraussetzungen für optimale therapeutische Maßnahmen geschaffen.

Im therapeutischen Bereich sind die Fortschritte nicht minder markant. In der Chirurgie hat sich das Spektrum der Operationen auf alle Organe erweitert. Bypass-Operationen bei Koronarsklerose sind heute Routineverfahren. Selbst der Organersatz gehört – beispielsweise bei Nierenleiden – zum Katalog der Dienstleistungen chirurgischer Stationen. Die Fortschritte auf chirurgischem Gebiet wären lange nicht so eklatant, wenn nicht ein medizinisch-technisches Hilfsverfahren, die Anästhesiologie, ähnlich rasante Fortschritte wie die Chirurgie und die Diagnostik gemacht hätte. Lange dauernde Operationen bei geschwächten Patienten, Eingriffe am offenen Brustkorb und am offenen Herzen wären wohl ohne neuzeitliche Anästhesie nich möglich geworden.

Es ist nicht zu leugnen, daß die Optimierung der Therapie auch einen ungeheuren Kostenanstieg zur Folge gehabt hat. Die Kostenexplosion wäre annehmbar, wenn sich, entsprechend den Ausgaben für das Gesundheitswesen, die Gesundheit der Bevölkerung und jedes einzelnen wesentlich verbessert hätte. Dem ist aber nicht so. Man kann sich des Eindrucks nicht erwehren, daß es heute mehr Kranke denn je gibt. Es scheint, als ob gewisse Krankheiten häufiger aufträten und die Sterblichkeit bei bestimmten Bevölkerungsgruppen zunähme. Der Gründe für den gegenwärtigen Trend des Krankheitsgeschehens gibt es viele: Es gibt mehr und vor allem viele neue Krankheitsursachen; ferner wird das Manifestwerden chronisch-degenerativer Krankheiten durch Umwelteinflüsse und das persönliche Verhalten begünstigt. Es ist aber auch zutreffend, daß durch die verbesserten diagnostischen Verfahren heute viel mehr Krankheiten und Gesundheitsstörungen erkannt werden. Nicht zuletzt aber dürfte der große Anteil der älteren Leute in der Bevölkerung Grund für die zahlenmäßige Zunahme chronischer Krankheiten sein.

Einen weiteren Grund für die Zunahme der Morbidität nennt Illich, indem er auf die „Übermedikalisierung" und die dadurch bedingte „Iatrogenesis" hinweist, und zwar mit den Worten: „unter den verschiedensten Formen todbringenden Unrechts stehen die iatrogenen (durch ärztliche Behandlung verursachten) Krankheiten im Vordergrund".

Der Wandel des Krankheitsgeschehens

Durch die Verbesserung der Lebensbedingungen, der Volksernährung, der allgemeinen Hygiene, der Arbeitsverhältnisse, nicht zuletzt aber durch die Fortschritte der medizinischen Therapie konnten viele Krankheiten und Todesursachen eingedämmt werden. Auch präventivmedizinische Maßnahmen dürfen in diesem Zusammenhang erwähnt werden. Einige Krankheiten verschwanden, andere – früher unheilbar – können heute mit Erfolg behandelt und z. T. sogar gänzlich geheilt werden.

Ein guter Teil des Fortschrittes bei der Senkung der Mortalität ist auf ausgesprochen präventivmedizinische Maßnahmen zurückzuführen. Der Rückgang der Diphtherie, des Keuchhustens und vor allem der Kinderlähmung darf nicht nur, sondern muß den Schutzimpfungen zugeschrieben werden. Die Tatsache, daß schon zuvor ein Rückgang – und zwar ohne spezifische Maßnahmen – stattgefunden hat, ändert an dieser Tatsache nichts. Daraus ergibt sich lediglich, daß neben den spezifischen Maßnahmen auch andere Umstände (bessere Hygiene, bessere Wohnverhältnisse, bessere Ernährung usw.) am Rückgang bestimmter Krankheiten beteiligt gewesen sein könnten. Die Kinderlähmung und die Pocken konnten nur durch die Schutzimpfungen praktisch vollständig aus der Welt geschafft werden. Seit mehr als einem Jahr trat auf der ganzen Erde keine natürlich übertragene Pockeninfektion mehr auf, und in der Schweiz ist die Zahl der Poliofälle seit Einführung der Sabin-Vakzine auf unter einen Fall pro Jahr gesunken. Länder mit „Impflücken" beweisen, daß allein die Impfung für die Ausrottung der Kinderlähmung ausschlaggebend war.

Aber auch die medikamentöse Behandlung der Infektionskrankheiten verdient, in diesem Zusammenhang erwähnt zu werden. Die Erfolge der Chemotherapie lassen sich etwa beim Scharlach deutlich erkennen, der heute noch relativ häufig vorkommt, aber mit Penicillin spezifisch angegangen werden kann. Während um die Jahrhundertwende in der Schweiz jährlich einige hundert Kinder an Scharlach starben, sind es heute schlimmstenfalls noch zwei. Der Abdominaltyphus und die Tuberkulose haben wegen der vielseitigen chemotherapeutischen Möglichkeiten ihren Schrecken verloren. Beim Abdominaltyphus beträgt die Letalität heute weniger als 1%, bei der Tuberkulose ist sie noch geringer. Seit 5 Jahren ist in der Schweiz keine Person im Alter von unter 20 Jahren mehr an Tuberkulose gestorben, und seit der Jahrhundertwende ist die Gesamtsterblichkeit an Tuberkulose um 98% zurückgegangen.

Nicht nur Infektionskrankheiten, auch andere bösartige und weitverbreitete Leiden werden von der modernen Medizin in die Zange genommen und ihres – oft tödlichen – Stachels beraubt. Teils operativ, teils medikamentös konnten bei einer Reihe von Leiden erstaunliche Heilerfolge verbucht werden. Bei vielen Krebserkrankungen wurden wesentliche Verbesserungen in der 5-Jahres-Heilung erzielt. Zu einem guten Teil sind diese Erfolge der frühzeitigen Erkennung, vorwiegend aber der Verbesserung der Operationstechnik und der Bestrahlungsbehandlung zuzuschreiben. Die einst unfehlbar zum Tode führende akute lymphatische Leukämie scheint so gut auf die neuen Zytostatika und Chemotherapeutika anzusprechen, daß Dauerheilungen keine Ausnahmen mehr darstellen.

Jüngst hat Lewis Thomas, der Präsident des weltberühmten Sloan-Kettering-Krebsforschungsinstitutes erklärt: „Medizin: kein Grund zu Pessimismus; die wichtigsten Krankheiten sind besiegbar." Thomas erwähnt eine Vielfalt von Krankheiten, die medizinisch bezwungen werden können. In den meisten Fällen handelt es sich allerdings um übertragbare Krankheiten. Man vergesse dabei nicht, daß noch vor weniger als 100 Jahren 30% aller Sterbefälle auf diese Krankheiten zurückzuführen waren; heute sind es nur noch 2%.

Wesentlich weniger beeindruckend sind die Erfolge der modernen Medizin bei den chronisch-degenerativen Krankheiten. Es handelt sich dabei um Leiden, die schleichend beginnen, sich durch eine beachtliche Therapieresistenz auszeichnen und eine Tendenz zum Fortschreiten aufweisen. Da diese Leiden vom Patienten meist erst in einem fortgeschrittenen Stadium erkannt werden, sind die Behandlungsaussichten relativ gering. Viele dieser Leiden sind jedoch im Früh-, vor allem aber im Vorstadium therapeutisch beeinflußbar. Dies ist denn auch der wichtigste Grund, warum der Arzt und Therapeut versucht, der „Krankheit entgegenzugehen", d. h. sie bereits im Stadium der Prämorbidität zu diagnostizieren.

Der Arzt „stürzt" sich somit nicht auf die Gesunden, um sie zu Patienten umzufunktionieren, sondern lediglich um die Erfolgsaussichten der Behandlung zu vergrößern. Aber auch an dieser Tatsache versucht Illich zu rütteln. Er schreibt, daß die Überlebensraten für die häufigsten Formen des Krebses seit 25 Jahren gleichgeblieben seien. Diese leichtfertig verallgemeinernde Aussage ist falsch. Es gibt zwar mehrere Formen des Krebses, die auch heute noch eine schlechte Prognose haben. Betrachten wir jedoch die Gesamtheit der Krebserkrankungen, so haben sich Heilungschancen und Lebenserwartung wesentlich verbessert. Es gibt Krebserkrankungen, die durch die Früherfassung viel von ihrem Schrecken verloren haben und deren Mortalität zurückgegangen ist; andere Krebsformen aber – das sei zugegeben – sind einer Früherkennung nicht zugänglich und haben deshalb nach wie vor eine schlechte Prognose. Die 5-Jahres-Heilungsquoten liegen beispielsweise für das Bronchial- oder Lungenkarzinom bei Früherkennung um 30%. Wenn der Patient jedoch mit Symptomen (Schmerz, Bluthusten) den Arzt aufsucht, beträgt die 5-Jahres-Heilungsrate 5, höchstens 10%. Angesichts der Häufigkeit des Bronchialkarzinoms läßt sich berechnen, daß eine einfache und zuverlässige Ermittlungstechnik bereits einen wesentlichen Beitrag zur Senkung der Mortalität an Lungenkrebs leisten könnte.

Japanische Arbeiten über den dort häufig auftretenden Magenkrebs lassen erkennen, daß es selbst für diese Form des Krebses – die bisher einem Todesurteil gleichkam – eine Möglichkeit der Beeinflussung des Schicksals gibt.

Hisamichi (1976) hat beispielsweise in der Präfektur Miyaga in Japan während 14 Jahren rd. 800000 Personen auf Magenkrebs untersucht und dabei 1427 Krebserkrankungen und viele andere pathologische Befunde erhoben. Bei jenen 450 früherfaßten Krebsfällen, die übrigens alle symptomlos waren und operiert wurden, betrug die 5-Jahres-Heilung über 90%. Die Krebsmortalität konnte in der Präfektur Miyaga signifikant gesenkt werden.

Seiner vorgefaßten Meinung entsprechend folgert Illich schließlich wiederum verallgemeinernd: „Die Medizin hilft *nicht* bei Alterskrankheiten, kardiovaskulären Leiden, Krebs, Zirrhose und auch Erkältungskrankheiten." Daraus läßt sich erkennen, daß er von der umfangreichen Literatur über die Möglichkeiten und Grenzen der Therapie der chronisch-degenerativen und neoplastischen Krankheiten (Krebs) kaum Kenntnis genommen hat.

Durch die Verbesserung der Umweltverhältnisse, die Hebung des Lebensniveaus, die bessere Ernährung, die Fortschritte der Hygiene, nicht zuletzt aber durch den ungeheuren Aufschwung der naturwissenschaftlich orientierten Medizin ist es möglich geworden, eine Vielzahl von Krankheiten und Gebrechen zu verhüten oder zu heilen. Seit der

Jahrhundertwende zeigt die mittlere Lebenserwartung einen deutlichen Anstieg in allen Lebensaltern bei Männern — und noch ausgeprägter — bei Frauen.

Zunahme der Lebenserwartung bedeutet Abnahme der altersppezifischen Sterblichkeit. Je größer der Rückgang der Sterblichkeit besonders bei jüngeren Personen ist, um so stärker wird die mittlere Lebenserwartung zunehmen, und um so größer wird der Anteil der älteren Personen in der Bevölkerung sein. Wenn aber der Anteil der Betagten in einer Population sehr groß ist, darf es nicht verwundern, wenn diejenigen Krankheiten, die als chronisch-degenerativ zu bezeichnen sind, als Todesursache in den Vordergrund treten. Tabellen 1 und 2 lassen diese Entwicklung mit aller Deutlichkeit erkennen.

Wenn — wie dies in jüngster Zeit der Fall war — festgestellt wird, daß bei Männern im mittleren Alter die Sterblichkeit eine zunehmende

Tabelle 1. Mittlere Lebenserwartung in der Schweiz (gerundete Zahlen der Lebenserwartung in Jahren)

	1900		1940		1970	
	Männer	Frauen	Männer	Frauen	Männer	Frauen
bei Geburt	48	50	63	67	70	76
mit 20 Jahren	41	43	48	51	52	58
mit 40 Jahren	26	28	30	33	34	38
mit 60 Jahren	13	13,5	15	17	18	20
mit 75 Jahren	5,8	6,0	6,5	7,4	7,8	9,3

Tabelle 2. Wohnbevölkerung der Schweiz nach Altersklassen (prozentualer Anteil der Altersgruppen an der Gesamtbevölkerung)

Altersgruppe	1900	1978
0–19 Jahre	40,5%	28,7%
20–39 Jahre	31,2%	30,0%
40–59 Jahre	19,1%	23,3%
60 Jahre und älter	9,2%	18,0%
Wohnbevölkerung absolut (in Mio)	3,315 (100%)	6,292 (100%)

Tendenz aufweist (z. B. chronische Bronchitis, Lungenkrebs und Diabetes), dann ist dies ein zwingender Grund, den Ursachen nachzugehen. Man hat dies getan und zieht daraus bereits die Konsequenzen. Illich aber begnügt sich mit der lakonischen Feststellung, daß die Medizin versagt habe. Sie verursache stets steigende Kosten und – wegen der Übermedikalisierung – mehr iatrogene Schäden, als daß sie Krankheiten zu heilen in der Lage sei: „Unter den verschiedenen Formen todbringenden Unrechts schädigt nur die moderne Fehlernährung noch mehr Menschen als die iatrogene Krankheit."

Verschiebung der Akzente

Um Illich zu erwidern, muß zunächst festgestellt werden, ob und welche Krankheiten und Gesundheitsstörungen der ärztlichen Therapie trotzen, vor allem aber welche Krankheiten und Todesursachen eine Zunahme erkennen lassen. Hier müßten die iatrogenen Schäden ja zahlenmäßig zutage treten. Die Todesursachenstatistik weist jedoch eine Zunahme der Sterbefälle bei jenen Krankheiten auf, deren Ursachen hinlänglich bekannt sind. Bei den 60–70jährigen Männern in der Schweiz haben beispielsweise in der Zeit von 1960–1975 die chronische Bronchitis um 44%, der Lungenkrebs um 56% und der Diabetes um 70% als Todesursache zugenommen, während in der gleichen Zeit die Infektionskrankheiten um 48% und der Magenkrebs um 52% weniger Todesfälle verursacht haben.

Da nicht zuletzt wegen der „Überalterung" der Bevölkerung mit einem zunehmend größer werdenden Anteil der über 60jährigen Personen eine Zunahme der chronisch-degenerativen Krankheiten zu erwarten ist, drängt sich eine Verschiebung der medizinischen Maßnahmen auf die Prämorbidität und die Risikofaktoren auf.

Statt zu warten bis der Kranke, also der medizinische Laie festgestellt hat, daß er krank ist und der ärztlichen Hilfe bedarf, versucht man durch Vorsorgeuntersuchungen die latente, noch nicht manifest gewordene Krankheit zu diagnostizieren und frühzeitig zu behandeln. Nicht nur beim Krebs, sondern auch bei Herz- und Kreislaufkrankheiten kann die Mortalität durch Prophylaxe und Früherkennung gesenkt werden.

Da die Atherosklerose, wie an anderer Stelle festgehalten wurde, zu einem guten Teil ernährungsbedingt ist, verdienen die diesbezüglichen Risikofaktoren besondere Aufmerksamkeit. Die Hypercholesterinämie und die Hypertriglyzeridämie dürften dabei als „Risikofaktoren" im Vordergrund stehen. Wear (1975) empfahl Untersuchungen auf Cholesterin und Triglyzeride bei Personen über 30 Jahren, damit ggf. durch diätetische Maßnahmen eine Senkung der Risikofaktoren für kardiovaskuläre Herzkrankheiten angestrebt werden kann. Senkung des Cholesterin- und Triglyzeridspiegels bedeutet Verminderung des Infarktrisikos.

Im Nordkarelienprojekt konnte von Puska (1976) der Beweis erbracht werden, daß durch gesundheitserzieherische und präventivmedizinische Maßnahmen die Risikofaktoren für Herz- und Kreislaufkrankheiten massiv vermindert werden konnten und somit innert kurzer Zeit auch mit einem markanten Rückgang der koronaren Herzkrankheiten gerechnet werden kann. Weitere größere Projekte führten in jüngster Zeit zu ähnlichen Resultaten.

Es sei zugegeben, daß im Gegensatz zu den Krebsfrüherfassungsprogrammen der Nutzen von Screening-Untersuchungen auf kardiovaskuläre Krankheiten vielleicht nicht den gleichen Stellenwert besitzt wie der beim Screening auf Krebs. Eine Veröffentlichung verdient in diesem Zusammenhang dennoch erwähnt zu werden: Bertrand (1977) kam – nachdem im Rahmen eine „Multiphasic Health Examination" mehr als 60000 EKGs aufgenommen und 17000 EKG-Nachuntersuchungen im Staate New York durchgeführt wurden – zu dem Schluß, daß „in view of the relatively high yield and the prognostic significance of findings ..." das EKG ein integrierender Bestandteil von „multiphasic screening programs" sein sollte.

Vielerorts liegt aber der Schwerpunkt der Medizin heute noch auf der Behandlung der Krankheit. Daß die Therapie bei den vorherrschenden Krankheiten trotz großem Aufwand immer weniger Erfolge zeitigt, liegt in der Natur dieser Leiden. Eine akute Funktionsstörung läßt sich leichter beheben als ein degenerativer Prozeß, der zwar manchmal aufgehalten, aber nie rückgängig gemacht werden kann. Diese Ohnmacht der Medizin geißelt Illich mit seiner Aussage: „Die größten Kosten der Medizin entstehen durch Therapien, die bestenfalls zweifelhaft sind."

Die Medizin hat also gute Gründe, ihre Tätigkeit ins „Vorfeld der Krankheit" zu verlegen. Ist sie aber in dieser Hinsicht erfolgreicher als in der Behandlung manifester Erkrankungen? Lohnt sich die Treibjagd auf Krankheiten, die noch nicht ausgebrochen sind?

Die meisten diesbezüglichen Erhebungen beziehen sich auf den Krebs. Die bisherigen Ergebnisse sind nur in bezug auf einige wenige Formen des Krebses ermutigend.

Screening-Verfahren für Gebärmutterhalskrebs führen nur in jenen Gebieten nicht zu einer Senkung der Morbidität und Mortalität, wo die Beteiligung schlecht ist, und wo vor allem die niederen Sozialklassen nicht erfaßt werden. So konnte Mc Gregor (1976) in Nordost-Schottland zeigen, daß ein die ganze Region umfassendes Screening-Programm eine deutliche Senkung der Inzidenz von Gebärmutterhalskrebs und einen Rückgang der Sterblichkeit an diesem Karzinom zur Folge hatte.

Zu einem ausgesprochen positiven Ergebnis kam auch Guzick (1978) nach eingehendem Studium der Ergebnisse vieler Aktionen zur Früherfassung des Gebärmutterhalskrebses. Er stellte ausdrücklich fest, daß durch die Behandlung der durch Abstrichuntersuchungen nach Papanicolaou im frühesten Stadium der Krebserkrankung erfaßten Frauen nicht nur die Häufigkeit invasiver Karzinome, sondern auch die Sterblichkeit an Zervixkrebs gesenkt werden kann.

In diesem Zusammenhang soll auch das Screening auf Prostatakrebs gestreift werden. Raasch (1975) konnte zeigen, daß bei systematischen Untersuchungen von Männern im Alter von über 45 Jahren die Früherfassung durch Palpation der Prostata insofern gerechtfertigt ist, als der Aufwand im Verhältnis zum Nutzen gering ist. Die Autoren kamen zu dem Schluß: „the results justify the expense". In Anbetracht der Tatsache, daß über 95% der Männer, die an einem Prostatakarzinom sterben, über 60 Jahre alt sind, hat es jedoch keinen Sinn, diesbezügliche prophylaktische Untersuchungen bei jungen Männern durchzuführen.

Auch Miller (1976) setzte sich mit dem angeblich bescheidenen Ergebnis von Vorsorgeuntersuchungen auseinander. Seine Schlußfolgerung gipfelt in der Aussage, daß „for twelve forms of cancer representing 80% of all cancers and 70% of all cancer mortality there is a useful form of early detection or prevention." Dies dürfte auch der Grund sein, warum in den Vereinigten Staaten immer mehr Krebsfrüherfassungszentren geschaffen werden.

Wenn sich epidemiologisch nicht nachweisen läßt, daß mit der Einführung der Vorsorgeuntersuchungen auf Krebs die Krebssterblichkeit abgenommen hat, so ist dies noch lange kein „Beweis" für deren Nutzlosigkeit. Sobald es nämlich gelingt, die am stärksten krebsgefährdeten Personen einzubeziehen, die erfahrungsgemäß kaum freiwillig an Untersuchungsaktionen teilnehmen, beginnt die Sterblichkeit bei jenen Formen des Krebses abzunehmen, denen die Screening-Aktionen gewidmet waren. Bedenken über die Nützlichkeit von Vorsorgeuntersuchungen auf Krebs können leicht durch eine Gegenfrage zerstreut werden: Würde jemand bei der Diagnose „Krebs" auf eine Behandlung verzichten, nur weil statistisch noch nicht erwiesen ist, daß dadurch die Mortalität gesenkt wird?

Das Kosten-Nutzen-Denken

Über den Wert präventivmedizinischer Bemühungen kann man, was die Kosten angeht, geteilter Ansicht sein. Aus den Einwänden und Bedenken aber zu folgern, daß die „Medizin" beabsichtige, die Prävention zu vermarkten, geht doch etwas zu weit. Der Aufwand für die Prävention macht in entwickelten Ländern kaum 2% der gesamten Ausgaben für die ambulante und stationäre Behandlung von Krankheiten und Gebrechen aus. Auch in Zukunft wird sich dieses Verhältnis nicht wesentlich ändern. Wie dargelegt wurde, steht der Arzt den chronisch-degenerativen Leiden therapeutisch beinahe hilflos gegenüber. Frühzeitiges Erkennen und Behandeln ist die einzige Möglichkeit, um hier weiterzukommen. In diesem Sinne ist die „Treibjagd" auf die Krankheit durchaus berechtigt. (Die „Treibjagd" wird als laute Jagdart beschrieben, bei der das durch Treiber aufgescheuchte Wild dem Schützen zugetrieben wird. Bei der Treibjagd auf die Krankheit fällt dem Arzt die Rolle des Schützen zu.)

Die Kosten primärer und sekundärer präventivmedizinischer Maßnahmen lassen sich häufig klar berechnen. Dem Aufwand wird der Nutzen – die Verringerung der Morbidität oder die Verhütung von vorzeitigen Todesfällen – gegenübergestellt. Auf diese Weise lassen sich „Sinn und Unsinn" einer prophylaktischen Maßnahme beurteilen.

Bei einigen Krankheiten ist der Nutzen präventiver Maßnahmen so offensichtlich, daß sich Kosten-Nutzen-Rechnungen erübrigen. Dies gilt z. B. für die Polioschutzimpfung mit Lebendimpfstoff, die bei breiter Anwendung zum Verschwinden der Kinderlähmung geführt haben, aber auch für die Jodsalzprophylaxe des Kropfes. Der endemische Kropf konnte in der Schweiz mit einem „Aufwand" von rd. 30 mg

Jod pro Kopf der Bevölkerung und pro Jahr praktisch zum Verschwinden gebracht werden. In bezug auf die Früherfassung der Phenylketonurie liegen Kosten-Nutzen-Rechnungen aus mehreren Ländern vor. Jonasson (1971, zit nach Jönsson, 1976) hat beispielsweise für Schweden einen Nutzen errechnet, der siebenmal größer ist als der Aufwand für das PKU-Screening.

Die Programme zur Früherfassung von Krebskrankheiten geben hingegen zu Kontroversen Anlaß. Zur Zeit beziehen sich die meisten positiven Kosten-Nutzen-Berechnungen auf das Zervixkarzinom. Als Beispiel sei Fredricsson (1974, zit. nach Jönsson, 1976) zitiert, der sich die Mühe gemacht hat, die Behandlungskosten des invasiven Zervixkarzinomes zu berechnen, und zu einem „Nutzen" von 104 skr pro „Abstrich" nach Papanicolaou kommt.

Kosten-Nutzen-Analysen sind bei präventivmedizinischen Maßnahmen allgemein üblich; in der kurativen Medizin gibt es darüber jedoch keine Diskussion, ja jegliches Kostendenken ist sogar anrüchig und wird als unethisch abgelehnt. Wer würde es beispielsweise wagen, bei einem 90jährigen Patienten die Indikation zu einer Operation von Kosten-Nutzen-Überlegungen abhängig zu machen? Man ist doch eher bereit, das Risiko eventueller Behandlungsfolgen auf sich zu nehmen als auf einen den Zustand des Patienten möglicherweise verbessernden medizinischen Eingriff zu verzichten.

Wegen der Begrenzung der verfügbaren finanziellen Mittel zeichnen sich aber schon heute Einschränkungen bei kostspieligen Behandlungsverfahren ab, da Behandlungserfolg und Behandlungsrisiko vorsichtiger und zurückhaltender beurteilt werden als bisher. Wenn schon die „Iatrogenesis" nach Illich eines der „größten todbringenden Unrechte" darstellt, ist nicht einzusehen, warum es dann dem medizinisch am besten vorgesorgten Teil der Bevölkerung – insgesamt 3% – hinsichtlich Morbidität und Sterblichkeit nicht am schlechtesten, sondern am besten geht?

Würde Illich mit iatrogenen Krankheiten nur die banalen Begleiterscheinungen medikamentöser Behandlung, eventuelle allergische Reaktionen und fieberhafte Reaktionen meinen, so ließe sich über den Prozentsatz solcher Episoden diskutieren. Unter Iatrogenesis versteht er jedoch durch den Arzt und seine „Heilmittel" bedingte schwere Leiden und Tod. Lewis Thomas hat sich dieser Frage angenommen und sammelte Daten über den iatrogenen Tod. In einem Artikel der „New York Review of Books" (1976) weiß er über eine Studie der Universität Florida zu berichten, aus der hervorgeht, daß von 7400 Verstorbenen nur 16 Patienten an den Folgen der Medikation starben, und daß es sich dabei ausnahmslos um schwerkranke Personen gehandelt habe.

Die Lebenserwartung als Gradmesser des Wohlergehens

In den medizinisch gut versorgten Ländern können die höchsten Lebenserwartungen bei Männern und Frauen registriert werden. In den meisten nord- und westeuropäischen Staaten hat ein neugeborenes Mädchen eine Lebenserwartung von über 75 Jahren; für einen neugeborenen Knaben liegt sie bei über 70 Jahren. Die Lebenserwartung – als reziproker Wert der Sterblichkeit – sagt zwar viel über die Mortalität an lebensbedrohenden Krankheiten aus, sie darf aber nicht einfach als Gradmesser für den Gesundheitszustand einer Bevölkerung betrachtet werden. Viele Leiden und Gesundheitsstörungen führen nicht zum Tod, sie können aber das Wohlbefinden und die Aktivität stark beeinträchtigen. In diesem Zusammenhang wären beispielsweise die psychischen Krankheiten und die rheumatischen Leiden zu nennen. Gerade diese Gesundheitsstörungen treten in den Morbiditätsstatistiken der Krankenversicherungen und der Kliniken heute viel häufiger in Erscheinung als früher. Das bedeutet aber lange noch nicht, daß sie heute häufiger vorkommen, sondern lediglich, daß sie vermehrt medizinische Maßnahmen auslösen.

Die „Morbidität" ist übrigens erst in jüngster Zeit Gegenstand systematischer epidemiologischer Erhebungen geworden. Die bisher üblichen Statistiken taugten insofern nicht, als sie sich auf ein nicht repräsentatives Patientengut stützen. Sie erfassen die Patienten in ambulanter oder stationärer Behandlung, aber nicht die unbehandelten oder selbstbehandelten „Fälle". Mit Hilfe von Patientenregistern werden z. Z. nur einige wenige Krankheiten vollständig erfaßt. Solche Register bieten ideale Voraussetzungen für analytisch-epidemiologische Studien zur Ermittlung von Krankheitsursachen.

Die auch von Illich verbreitete Behauptung, daß die Umwelteinflüsse den allgemeinen Gesundheitszustand entscheidend beeinflussen, läßt sich wegen der mangelhaften Erfassung der Morbidität z. Z. weder beweisen noch widerlegen. Prospektive epidemiologische Untersuchungen sowie Interventionsstudien haben aber zumindest ergeben, daß die

Ernährungsgewohnheiten, die Lebensweise, die Freizeitgestaltung und insbesondere der Genußmittelkonsum die Gesundheit breiter Bevölkerungsschichten viel stärker beeinflussen als alle Umwelteinflüsse zusammen. Wenn Illich im Zusammenhang mit der „morbiden Gesellschaft" Pestizide und Farbstoffe in der Nahrung als Krankheitsursachen erwähnt, so übernimmt er einfach kritiklos Behauptungen, die durch Massenmedien verbreitet werden und nicht auf epidemiologische Erkenntnisse gestützt werden können. Auf diese Weise läßt sich eine „morbide Gesellschaft" konstruieren, die „nach universeller Medikalisierung verlangt".

Ähnlich verhält es sich mit der Feststellung Illichs: „Der Mensch ist eher ein Produkt seines Milieus als seiner genetischen Veranlagung. Dieses Milieu wird durch die Industrialisierung rapide zerstört." Eine solche Aussage steht im Widerspruch zu der an anderer Stelle gemachten Feststellung, daß die verbesserten Umweltbedingungen und nicht die ärztliche Fürsorge für die bessere Gesundheit und die größere Lebenserwartung der zivilisierten Völker verantwortlich seien. Wenn – wie das in einigen Ländern, beispielsweise in Holland und in Schweden, beobachtet wird – die Lebenserwartung gleichbleibt oder eher rückläufige Tendenz aufweist, so darf daraus nicht voreilig auf verschlechterte Umweltbedingungen geschlossen werden. Die Unfälle, die koronaren Herzkrankheiten, der Lungenkrebs, die chronische Bronchitis und auch die Leberzirrhose sind vor allem für die Verkürzung der Lebenserwartung bei den Männern im Alter von 20–60 Jahren verantwortlich (s. Tab. 1, S. 144). Interessanterweise wird aber auch in den Ländern mit insgesamt rückläufiger Entwicklung der mittleren Lebenserwartung bei den Neugeborenen und den Betagten eine weitere Abnahme der Sterblichkeit beobachtet. Man kann daraus u.a. den Schluß ziehen, daß offenbar diejenigen Bevölkerungsgruppen, die nichts gegen ihre Gesundheit unternehmen können, vom Fortschritt der Medizin und den allgemeinen Lebensbedingungen am meisten profitieren.

Noch eine Feststellung verdient hervorgehoben zu werden. Das „biologische Alter" des Menschen dürfte auch heute noch bei 80–85 Jahren liegen. Ein Anstieg der mittleren Lebenserwartung heißt demnach nicht, daß der Mensch heute älter wird als früher, sondern lediglich, daß jetzt – nicht zuletzt dank der Medizin – ein viel größerer Teil unserer Bevölkerung das biologische Lebensalter erreicht. Die mittlere Lebenserwartung nähert sich dem „biologischen Alter". Ihre Zunahme wird also limitiert sein und sich deshalb einem Grenzwert nähern.

Bei den Säuglingen hat die Lebenserwartung bis in die jüngste Zeit hinein zugenommen. Der Aufwand der Medizin, hier der Perinatologie, war zwar groß, nichtsdestoweniger aber auch der „Gewinn", denn der Verschleiß an Neugeborenen („fetal wastage" wie die Amerikaner sagen) hat enorm abgenommen. Während die Sterblichkeit im ersten Lebensjahr (Sterbefälle auf 1000 Lebendgeborene) im Jahr 1950 noch 31 betrug, sank sie 1960 auf 21, 1970 auf 15 und 1977 sogar auf 10! Wie läßt sich diese Tatsache mit den Aussagen Illichs über die zunehmende Schädigung des Menschen durch Umweltgifte, Fehlernährung, medizinische und soziale Iatrogenesis in Übereinstimmung bringen?

Die Medikalisierung der Prävention

Wenn unter Prävention lediglich die sekundäre Prophylaxe – was leider oft der Fall ist – verstanden wird, müßte auch über die „Medikalisierung" diskutiert werden. Die sekundäre Prophylaxe befaßt sich mit jenem Bereich des Befindens und des Gesundheitszustandes, der weder als gesund noch als krank zu bezeichnen ist. Gestörtes Wohlbefinden, Prämorbidität, Stoffwechseldisregulationen, aber auch eindeutige Krankheitssymptome, die vielleicht vom „Kranken" selbst nicht oder noch nicht wahrgenommen werden, sind die meist vagen Anzeichen in diesem „Gesundheitsgrenzbereich".

Anders als früher werden Mißbefindlichkeiten heute nicht mehr einfach hingenommen. Man verlangt nach Linderung, nach Wiederherstellung des „Zustandes größtmöglichen physischen und psychischen Wohlergehens", wie es die Weltgesundheitsorganisation definiert hat. Dementsprechend nimmt die Nachfrage nach Medikamenten und ärztlicher Leistungen zu. Die „Medikalisierung" geht weniger vom Arzt als vom Patienten aus und erstreckt sich mehr und mehr auf die Prämorbidität und Gesundheitsvorsorge. Das Angebot an ärztlichen Leistungen bei der Gesundheitsvorsorge hinkt derzeit noch hinter der Nachfrage her; mit zunehmender Zahl der Ärzte dürfte sich dieser Zustand jedoch bald ändern.

Die Medikalisierung der sekundären Prophylaxe ist ein Symptom der „sozialen Iatrogenesis". Der Durchschnittsbürger möchte, daß etwas für seine Gesundheit getan wird, auf daß er sich nicht selbst darum „bemühen" muß. Er verkennt dabei, daß Gesundheit nicht ein

„Zustand" ist, den man erhalten und ggf. wiederherstellen kann, sondern ein dynamisches Geschehen, das von ihm selbst maßgeblich beeinflußt und gestaltet werden kann.

In diesem Zusammenhang schreibt Illich: „Die Autorität des Arztes erstreckt sich inzwischen auf die Gesundheitsüberwachung, Früherkennung, Präventivtherapie und Behandlung unheilbarer Leiden" und zieht daraus die Folgerung: „Das Ergebnis ist eine morbide Gesellschaft, die nach universeller Medikalisierung verlangt." In jüngster Zeit wird denn auch immer häufiger ein „Recht auf Gesundheit" beansprucht, was nichts anderes heißt als Verzicht auf Selbstverantwortung für die Gesundheit.

Wer ist für die Gesundheit verantwortlich?

Von den durch Fehlernährung, Genußmittelmißbrauch, Bewegungsmangel und anderem Fehlverhalten verursachten Krankheiten und Gesundheitsstörungen war bereits eingehend die Rede. Auch die Frage der Selbstverantwortung wurde in diesem Zusammenhang diskutiert. Es gibt aber Gefahren und Beeinträchtigungen der Gesundheit, für die der einzelne nichts kann, und denen er machtlos gegenübersteht. Zu nennen sind vor allem gesundheitsschädliche Umwelteinflüsse, etwa verunreinigte Luft, schlechte Qualität des Wassers oder unzulängliche Arbeitsbedingungen. Der einzelne kann wenig zur Sanierung schlechter Umweltverhältnisse beitragen; er ist diesbezüglich auf Maßnahmen der Allgemeinheit angewiesen.

Es besteht kein Zweifel, daß durch verbesserte Umwelthygiene noch mehr zur Erhaltung und Förderung der Gesundheit getan werden kann. Alle diese Bemühungen können jedoch den persönlichen Beitrag zu gesundheitlichem Wohlergehen nicht ersetzen. Die Bedeutung der Umwelteinflüsse ist eher gering. Dies geht allein schon aus der Tatsache hervor, daß trotz der Zunahme potentieller Gesundheitsgefahren in der Industrie und im Gewerbe die Zahl der Berufskrankheiten und Arbeitsunfälle abnehmende Tendenz zeigt.

Ein Durchbruch bei der Hebung der Volksgesundheit und der Verhütung von Krankheiten, Gebrechen und vorzeitigem Tod kann nur durch eine wesentliche Umstellung der Lebensweise und der Ernährungsgewohnheiten der Bürger erreicht werden. Hierzu schrieb der Pionier des schweizerischen Gesundheitswesen, Jakob Laurenz Sonderegger (um 1890): „Gesund und glücklich möchte jeder sein; der eine sitzt wie ein Bettler am Wege und wartet, daß ihm der gute Gott Gesundheit und Leben als fertiges Almosen zuwerfe; der andere aber bittet bloß um Segen zu seiner eigenen Arbeit, und nur dieser kommt zum Ziele, in sittlicher und ökonomischer, in wissenschaftlicher und gesundheitlicher Beziehung."

Der Mensch muß sich nicht nur um seine eigene Gesundheit kümmern, sondern auch bei Krankheit mehr Verantwortung tragen, indem er seinen Beitrag zur Gesundung leistet. Der Arzt und die perfektionierte Medizin können ihm dabei helfen, aber niemals ohne sein Mitwirken seine Gesundheit wiederherstellen. Der Kranke hat ein Recht, die Dienstleistungen der kurativen Medizin in Anspruch zu nehmen; er hat aber auch das Recht, auf ärztliche Behandlung zu verzichten und zu versuchen, seine Krankheit und Gebrechen selbst zu heilen.

Um dabei aber erfolgreich zu sein, bedarf er medizinischer Kenntnisse, vor allem muß er fähig sein, Krankheitssymptome zu erkennen und richtig zu deuten. Ferner muß er wissen, wie die Ursachen eines Leidens beseitigt werden können, und welcher Medikamente er sich zur Selbstbehandlung bedienen kann. Selbstmedikation wird bislang zwar in großem Umfang, aber mit geringem Wissen und ungenügenden Kenntnissen praktiziert; sie dürfte deshalb oft nicht die erwartete Heilung bringen, sondern eher den Verlauf eines Leidens verschlimmern.

Gesundheitserziehung

Während sich die sekundäre Prophylaxe mit dem Erkennen von krankhaften Veränderungen und Vorstadien von Krankheiten befaßt und am ehesten mit dem Ausdruck „Treibjagd auf die Krankheit" charakterisiert werden kann, geht es bei der Gesundheitserziehung in erster Linie um die Erhaltung und Förderung der Gesundheit sowie um die beim gesunden Menschen ansetzenden Maßnahmen zur Verhütung von Krankheiten und Gebrechen. Man kann u. U. einen Kranken wider seinen Willen heilen; einen Gesunden dagegen kann man nicht wider seinen Willen gesund erhalten. Deshalb kann die Medizin so wenig für die Gesundheit tun; es sei denn der Gesunde selbst trägt das Wesentlichste dazu bei.

Die gesundheitserhaltenden, spezifisch medizinischen Maßnahmen sind im Vergleich zu den vielen unspezifischen Vorkehrungen der

Gesundheitsförderung in der Minderzahl. Abgesehen von den Schutzimpfungen, die in der Regel vom Arzt vorgenommen werden, gibt es keine spezifisch gesundheitserhaltenden oder -fördernden medizinischen Handlungen. Dies heißt nicht, daß der Arzt in gesundheitlichen Belangen keinen Einfluß hätte. Sein Wissen über Krankheiten und ihre Ursachen prädestinieren ihn geradezu zum Gesundheitserzieher. Um diese Funktion erfolgreich ausüben zu können, ist er jedoch nicht geschult. Er kann zwar Wissen vermitteln, kann aber auch gesunde Menschen zu gesunder Lebensweise und gesundheitsförderndem Handeln motivieren. Wird jedoch der Gesunde den Arzt aufsuchen, um sich über seine Gesundheit beraten zu lassen?

Hier zeichnen sich die Grenzen der ärztlichen Kunst ab. Gesundheitserziehung kann nicht eine Aufgabe des Arztes allein sein; sie ist ein komplexer Vorgang mit psychologischen und pädagogischen Komponenten. Warum sie nötiger denn je ist, läßt das Krankheitsgeschen in der heutigen Bevölkerung erkennen.

Gesundheit kann nicht – wie Illich befürchtet – durch die Medizin vermarktet werden; im Gegenteil, Gesundheit wird vermehrt zu einem Anliegen der Erziehungswissenschaft werden müssen.

Literatur

Bertrand, C. A., Pomper, I., Hillmann, G.: Electrocardiogram in multiphasic health testing. N. Y. State J. Med. *77,* 2063–2067 (1977)

Guzick, D. S.: Efficacy of screening for cervical cancer: a review. Am. J. Public Health *68,* 125–134 (1978)

Hisamichi, S., Nozaki, K., Kitagawa, M.: Evaluation of mass screening program for stomach cancer. Tohoku J. Exp. Med. *118,* 69–77 (1976)

Jönsson, B.: Cost-benefit analysis in public health and medical care. Lund: Institute for the Study of Health Economics 1976

Mac Gregor, J. E.: Evaluation of mass screening programs for cervical cancer in N. E. Scotland. Tumori *62,* 287–295 (1976)

Miller, D. G.: What is early diagnosis doing? Cancer *37,* 426–532 (1976)

Puska, P., Koskela, K., Pakarinen, H.: The North Karelia project: a program for community control of cardiovascular diseases. Scand. J. Soc. Med. *4,* 57–60 (1976)

Raasch, G., Zakrzewski, G., Sonneborn, D.: Prostatakrebs-Vorsorgeuntersuchung im Kreis Worbis. Dtsch. Gesund.-Wes. *30,* 1116–1124 (1975)

Wear, R. F., Cox, M. E., Lento, H. G.: An atherosclerosis prevention program. J. Occup. Med. *17,* 295–303 (1975)

E. Bleuler
Das autistisch-undisziplinierte Denken in der Medizin und seine Überwindung
Mit einer Einleitung von M. Bleuler
4. Neudruck der 5. Auflage. 1976.
XI, 169 Seiten
DM 28,–; approx. US $ 15.40
ISBN 3-540-03468-4

C. v. Ferber
Soziologie für Mediziner
Eine Einführung
1975. 15 Abbildungen, 44 Tabellen.
XIV, 218 Seiten
DM 43,70; approx. US $ 24.10
ISBN 3-540-07275-6

J. E. Meyer
Todesangst und das Todesbewußtsein der Gegenwart
1979. VIII, 130 Seiten
DM 22,–; approx. US $ 12.10
ISBN 3-540-09141-6

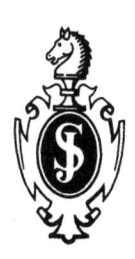

Springer-Verlag
Berlin
Heidelberg
New York

To Live and To Die: When, Why, and How
Editor: R. H. Williams
1974. 22 figures. XIX, 346 pages
DM 17,–; approx. US $ 9.40
ISBN 3-540-90097-7

H. E. Bock

Die Bedeutung von Konstellation und Kondition für ärztliches Handeln

1975. 6 Abbildungen. 25 Seiten
(Sitzungsberichte der Heidelberger
Akademie der Wissenschaften, Mathematisch-naturwissenschaftliche Klasse,
Jahrgang 1975, 3. Abhandlung)
DM 16,–; approx. US $ 8.80
ISBN 3-540-07425-2

Scientists in Search of Their Conscience

Proceedings of a symposium on 'The
Impact of Science on Society' organized
by the European Committee of the
Weizmann Institute of Science, Brussels,
June 28–29, 1971.
Editors: A. R. Michaelis; H. Harvey

1973. 18 figures. XIII, 230 pages
DM 46,–; approx. US $ 25.30
ISBN 3-540-06026-X

J. C. Eccles

The Human Mystery

The GIFFORD Lectures, University of
Edinburgh 1977–1978

1979. 89 figures, 7 tables. XVI, 255 pages
Cloth DM 34,–; approx. US $ 18.70
ISBN 3-540-09016-9

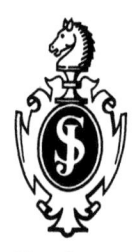

Springer-Verlag
Berlin
Heidelberg
New York

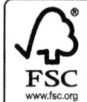

MIX
Papier aus verantwortungsvollen Quellen
Paper from responsible sources
FSC® C105338

If you have any concerns about our products,
you can contact us on
ProductSafety@springernature.com

In case Publisher is established outside the EU,
the EU authorized representative is:
**Springer Nature Customer Service Center GmbH
Europaplatz 3, 69115 Heidelberg, Germany**

Printed by Libri Plureos GmbH
in Hamburg, Germany